国医养生经典 家庭保健常备

民间偏方

MINJIAN PIANFANG

满江 易磊 ◎主编

青岛出版集团 | 青岛出版社

图书在版编目（CIP）数据

民间偏方 / 满江，易磊 主编. -- 青岛：
青岛出版社, 2014.9
ISBN 978-7-5552-0795-5

Ⅰ. ①民… Ⅱ. ①满… ②易… Ⅲ. ①土方－汇编Ⅳ. ①R289.2

中国版本图书馆CIP数据核字(2014)第127522号

《民间偏方》编委名单

主　　编　满　江　易　磊

编　　委　王国防　王雷防　王　振　王秋红　王永华　王晓雅　王达亮
　　　　　土晓明　牛林敬　牛民强　勾秀红　勾彦康　兰翠萍　田建华
　　　　　田朋霞　石永青　李志锋　李国霞　李　婷　刘书娟　戎新宇
　　　　　宋晓霞　宋璐璐　张金萍　杨同英　杨亚菲　陈永超　郑德明
　　　　　呼宏伟　殷海敬　夏晓玲　梁　琳　康杜鹃　董云霞

书　　名	民间偏方
主　　编	满　江　易　磊
出版发行	青岛出版社
社　　址	青岛市海尔路182号（266061）
本社网址	http://www.qdpub.com
邮购电话	0532-68068091
责任编辑	刘晓艳
封面设计	尚世视觉
装帧设计	潘　婷
印　　刷	德富泰（唐山）印务有限公司
出版日期	2014年9月第1版　2022年6月第2版第2次印刷
开　　本	16开（710mm×1000mm）
印　　张	15
字　　数	150千
书　　号	ISBN 978-7-5552-0795-5
定　　价	29.80元

编校印装质量、盗版监督免费服务电话 4006532017　0532-68068050
本书建议陈列类别：医疗保健类

前 言 ....

　　在就医难、用药贵的情况下，寻求纯天然的食材、草药防治疾病是当今较为安全便捷的治病良法。民间偏方就是这样一种治病良方。在我国民间，自古就有"偏方治大病""小小偏方，气死名医"的说法，正所谓"智慧藏于民间"。民间流传下来的小偏方，是经过千百万群众验证的安全、简单、省钱、有效的治疗药方。既不同于一般的中药方剂，又有别于普通的饮食，这些小药方药味不多，或外用，或煎服，或做药膳，有的可针对某种疾病有特效，也有的可用作保健强身之品。我们在少花钱或者不花钱的情况下，选择民间偏方疗疾祛病，可谓简易便捷，有时可能获得意想不到的效果。

　　民间偏方不但能够治疗各种小病、大病、疑难杂症，在关键时刻还能帮大忙，救急保命。民间偏方具有疗效显著、取材方便、经济实用、操作简便、副作用小等特点，非常适合老百姓自我治病和保健。为帮助读者利用民间偏方治病保健，我们收集了来自书刊及民间的各种偏方，精选出近600个经典老偏方，编写了《民间偏方》一书。

　　本书以科为纲，以科统病，以病统方。书中针对内科、外科、儿科、妇科、五官科、皮肤科、肿瘤科的常见病症及日常生活中的小毛病，尽可能提供多种民间偏方，有外敷方、食疗方、药膳方等，便于读者因地、因时制宜，体例简明，可速查速用，是现代家庭应备的家用偏方锦囊。

　　本书配有各种中草药插图，使得全书图文并茂，既可供药界同仁学习参考、对症施治，亦可供患者对症下药、活学活用。当然，由于民间偏方有一定的适用性，读者朋友在选方时，一定要请有经验的医师进行指导，切莫自作主张，乱用药方。

编　者

目 录 ·································

内科民间偏方

外科民间偏方

儿科民间偏方

第四章

妇科民间偏方

第五章

五官科民间偏方

第六章

皮肤科民间偏方

第七章

肿瘤科民间偏方

第一章

内科民间偏方

人体就像一台复杂的机器，身体的各个器官各负其责，相互密切配合，保持着高度的协调性，构成一个统一的整体。但人体又易出现各种问题，如头痛、发热、咳嗽、感冒、失眠、眩晕、贫血、哮喘、胃痛、便秘、高血压、低血压、糖尿病、肥胖症、冠心病等疾病会偷偷侵袭我们的健康，因此我们一定要高度注意。本章精心挑选了一些治疗内科病的老偏方，只要对症选用，定会助你一臂之力，为你减轻或解除内科病带来的痛苦。

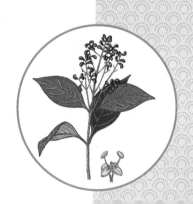

头 痛

头痛是临床上常见的自觉症状，可由多种疾病引起。头痛的病因较多，但不外乎外感和内伤两大类。其病机多因风寒湿热等邪外侵、火毒上扰、痰浊瘀血阻滞，致经气不利、气血逆乱；或因气血亏虚，清阳不升，脑神失养等所致。

● 疏风活血汤

【配方】川芎15克，桃仁、红花、当归、白芍、熟地黄、防风、羌活、独活、白芷各10克，鸡血藤20克。

【制用法】水煎服。每日1剂。

【功效主治】活血，疏风，止痛。用治各种慢性头痛。

● 芎芷二陈汤

【配方】川芎、白芷、升麻、麻黄各9克，姜半夏、天麻、荆芥穗各10克，陈皮、茯苓各12克，生甘草6克，蜈蚣2条。

【制用法】每日1剂，早晚各服1次，小儿量酌减。

【功效主治】祛风解表，除湿化痰，疏通经络。用治外感所致痰湿内停、寒邪凝滞、气郁血

瘀所引起的头痛。

● 川芎茶叶汤

【配方】川芎9克，茶叶6克。

【制用法】水煎服。也可用川芎加下列之一：加当归18克，治疗血虚头痛；加香附3克，治疗气郁头痛。

【功效主治】活血行气，散风止痛。用治头痛。

● 大黄苏打片

【配方】大黄苏打片。

【制用法】大黄苏打片7～10片，空腹服，每日2～3次，以出现轻度腹泻为度。

【功效主治】大黄苏打片含有大黄粉、碳酸氢钠、薄荷油等，用治胃酸过多、消化不良、便秘等。大黄苏打片具有扩张血管、改变血液pH、减少血黏度，

从而对血管性头痛起到治疗作用。可使头痛在1小时内减轻，1～8小时内消失。

● 水煎白果

【配方】带壳生白果20克。

【制用法】将生白果捣裂，去膜及胚芽，入砂锅，加入水500毫升，水煎，1日分2次服完。

【功效主治】补肾益肺，扩张脑血管。用治脑血管硬化性头痛、头晕。

● 藁本菊花汤

【配方】藁本、薄荷（后下）各4.5克，菊花、鲜石斛、黄芩、淡豆豉各6克，甘松3克，大葱白9克。

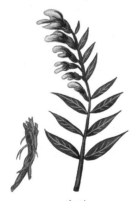

黄芩

【制用法】水煎服。每日2次。

【功效主治】用治前额痛。

● 决明子末调敷太阳穴

【配方】炒决明子60克。

【制用法】研为末，用茶调敷两太阳穴，干则换。

【功效主治】清热明目。用治肝火上炎、风热外袭所致头痛、眩晕、目赤。

● 荠菜花汤

【配方】荠菜花适量。

【制用法】水煎服。

【功效主治】清热凉血。用治头痛、头晕。

● 米醋蒸气熏头面

【配方】米醋适量。

【制用法】将醋放置锅内煮沸，趁热气出时将头面伸向蒸气中，以蒸气熏头面，其痛可止。

【功效主治】散风止痛。用治外感头痛。

● 荞麦陈醋糊敷发际

【配方】陈荞麦30克，陈醋适量。

【制用法】将荞麦放入锅内炒至老黄色，加醋再炒，然后取出用醋调成稠糊，装布袋趁热敷额上发际处。冷后炒热再敷之，至鼻子流黄臭涕停止。

【功效主治】祛风，活血止痛。用治鼻窦炎、鼻炎、鼻塞引起的偏头痛。

● 明天麻双钩藤汤

【配方】明天麻15克，双钩藤（后下）、藁本、白僵蚕、白芍、蔓荆子、刺蒺藜各12克，白芷6克，炒全蝎、三七(打)各4克，桃仁9克，熟附块（先煎）5克。

【制用法】熟附块先煎30分钟，再下其他药物水煎服。每日1剂。

【功效主治】搜风通络，化瘀止痛。用治偏头痛(血管性头痛等)。

● 川芎白芷末塞鼻

【配方】川芎、白芷、炙远志各50克，冰片7克。

【制用法】共研极细末，瓶装密贮勿泄气。以一小块绸布包少许药末，塞入鼻孔，右侧头痛塞左鼻孔，左侧头痛塞右鼻孔。

【功效主治】活血祛风，芳香开窍醒脑。用治偏头痛。

● 川芎白芷散

【配方】川芎、白芷各30克，全蝎12克，细辛10克。

【制用法】将上药共研细末，分装3克1包，日服3次，每次1包，温开水送服。

【功效主治】用治血管性头痛、三叉神经痛引起的偏头痛，疗效显著。对单侧或双侧头痛如刀割及头痛连目、连牙、连耳也有一定的效果。

● 白芷汤

【配方】白芷9克。

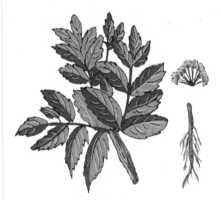

白芷

【制用法】水煎分2～3次服。或研末，每次服3克，每日3次。

【功效主治】用治偏头痛及感冒头痛。

发　热

发热指体温超过正常的征象，可由多种疾病引起。中医将其分为外感性发热和内伤性(非感染性)发热。前者发病急快，病程短，热势重(39℃以上)，常由风、寒、暑、燥、火、湿六淫邪气或疫毒感染所致；后者起病慢，病程长，大多为间歇性低热，体温在37.5℃左右，经常因恶性肿瘤、血液病、结缔组织病、变态反应、中枢神经调节失常等所致。高热时可先有畏寒或寒战，发热时心率和呼吸加快，伴有头痛、头昏，甚至谵妄、昏迷、幼儿抽搐、热退时出汗。发热类型有稽留热、回归热、波浪热、弛张热、间歇热、双峰热及不规则热等。中医学认为，外感发热多由六淫、疫疠等外邪侵袭引起，有表证、里证、半表半里证之分。表证为畏寒、怕风、头痛、鼻塞等，治宜发表解热；里证常见壮热并伴烦躁、口渴、腹满胀痛、便秘、泻痢等，治宜清里除热；半表半里证见寒热往来、胸胁痞满、口苦咽干等，治宜和解。内伤发热常为各种病症引起，若邪气入于营分、血分，则出现高热并伴以各症，治宜清凉解毒、凉血开窍；气虚发热宜甘温除热；阴虚发热多为低热或潮热，并有虚烦、盗汗、面赤升火、消瘦等，治宜滋阴清热等。

● 鸭舌草竹叶饮

【配方】鸭舌草60克，淡竹叶30克。

【制用法】将上2药同煎2次，每次用水500毫升，煎半小时，两次药汁混合，当茶饮。

【功效主治】清热解毒。用治流感、高热烦渴或原因不明的高热。

● 白菜根菊花饮

【配方】大白菜根3～5个，菊花15克，白糖适量。

【制用法】将大白菜根洗净、切片，与菊花共同水煎，取汤液加白糖趁热饮服，盖被取汗。

【功效主治】清暑退热。用治夏令暑湿发热。

金银花大青叶汤

【配方】金银花15克，大青叶10克，蜂蜜50克。

【制用法】将金银花和大青叶水煎3～5分钟后去渣，在汤液中加入蜂蜜搅匀饮用。热重不退者1日可服3～4剂。

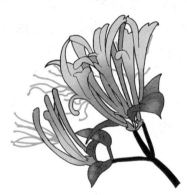

金银花

【功效主治】疏散风热。用治外感风热，发热较重者。

菜豆树叶洗浴方

【配方】菜豆及其鲜树叶各适量。

【制用法】加水煎，去渣洗浴全身。

【功效主治】用治伤暑发热。

地骨皮汤

【配方】地骨皮12克，银柴胡10克，知母、玄参各8克。

【制用法】水煎服。

【功效主治】用治外感性高热及阴虚潮热。

大戟苦参洗浴方

【配方】大戟、苦参各等份。

【制用法】捣碎为末，用药60克，加入白花酢浆草水煎液3500毫升，煮3沸。待冷却到比体温略高时，洗浴。

【功效主治】用治中风发热。

枸杞根汤

【配方】枸杞根30克，何首乌20克，胡黄连10克。

【制用法】水煎服。

【功效主治】用治外感性高热，骨蒸潮热。

党参黄芪汤

【配方】党参、黄芪各30克，白术、茯苓、木香、当归、白芍、大枣、酸枣仁各12克，远志6克，甘草3克。

【制用法】水煎服，每日1剂。

【功效主治】用治原因不明的长期低热。

金银花汤

【配方】金银花15克，大青叶10克，蜂蜜50克。

【制用法】将金银花、大青叶放入锅内，加水煮沸3分钟后将药液澄出，待温后放入蜂蜜，搅拌和匀，即可饮用。发热重，服1剂不退者，1日内可连续饮3~4剂。

【功效主治】疏散风热。用治外感风热发热重者。

山丹根饮

【配方】大山丹干根15克。
【制用法】水煎服，频饮。
【功效主治】祛风寒。用治感冒，症见高热不退。

大青叶板蓝根饮

【配方】大青叶、板蓝根各30克，羌活、独活各8克，桔梗10克。

【制用法】水煎服。

【功效主治】用治外感性高热。

生地黄汁粳米粥

【配方】生地黄汁约80毫升（或用干地黄60克），粳米100克，酸枣仁10克，生姜2片。

【制用法】用粳米加水煮粥，煮沸后加入地黄汁、酸枣仁和生姜，煮成稀粥食用。

【功效主治】滋阴清热。用治阴虚发热。

绿豆茶

【配方】绿豆50克，绿茶5克，冰糖15克。

【制用法】绿豆洗净，捣碎，放入砂锅加水3碗煮至1碗半，再加入茶叶煮5分钟，纳入冰糖搅拌，待温分2次服食。每日1剂，连服3日。

【功效主治】清热祛火。用治春季里有积热。

咳 嗽

咳嗽是呼吸系统常见的病症之一，其有声为咳，有痰为嗽，既有声又有痰者称为咳嗽。它是一种保护性反射动作，有把呼吸道过多的分泌物或异物随着气流排出体外的作用。发病多见于老人和幼儿，尤以冬春季节为最多。以咳嗽为主要临床症状的疾病，多见于现代医学的上呼吸道感染、急慢性支气管炎、肺炎、肺结核、百日咳、支气管扩张等病。

中医将咳嗽立为一种病种，并分成外感咳嗽与内伤咳嗽两大类。由风寒燥热等外邪侵犯肺系引起的咳嗽，为外感咳嗽。外感咳嗽有寒热之分，其特征是发病急，病程短，常常并发感冒。因脏腑功能失调，内邪伤肺，致肺失肃降，引发咳嗽，为内伤咳嗽，内伤咳嗽的特征是病情发展缓慢，病程长，因五脏功能失常引起。

● 冬瓜皮汤

【配方】经霜冬瓜皮15克，蜂蜜少许。

【制用法】水煎服。

【功效主治】用治咳嗽。

● 栝楼皮杏仁汤

【配方】栝楼皮、杏仁、前胡、蝉蜕、甘草各6克。

【制用法】水煎服，代茶饮。

【功效主治】用治温病初起，热重咳嗽。

● 胡椒艾叶汤

【配方】白胡椒、艾叶各9克，党参6克。

【制用法】水煎服，代茶饮。

【功效主治】用治风寒咳嗽。

● 甘草桔梗汤

【配方】甘草、桔梗各6克。

【制用法】水煎服，代茶饮。

【功效主治】祛痰止咳。用治咳嗽。

川贝杏仁乳

【配方】苦杏仁9克，川贝母3克，梨汁1小杯，糖适量。

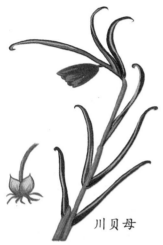

川贝母

【制用法】杏仁用水泡软后捣碎，加水200毫升，煎汤去渣，加入川贝母、梨汁、糖，研成杏仁乳。日服2次，每次15毫升。

【功效主治】用治咳嗽、慢性咳痰。

栝楼杏仁醋糊丸

【配方】熟栝楼1枚，杏仁（去皮）与栝楼仁同数。

【制用法】取出栝楼仁数一下，用同数杏仁入火中烧存性，研细醋糊为丸，如豆大。每次服20丸，临卧前白萝卜汤送下。

【功效主治】用治感冒痰多咳嗽。

杏仁冰糖水

【配方】杏仁45克，冰糖6克。

【制用法】杏仁研成末，冰糖化成水。调匀后分3次冲服。

【功效主治】用治热咳不止。

醋矾糊敷脚心方

【配方】明矾30克，醋适量。

【制用法】将明矾捣碎，用醋调成糊状。敷两足心（涌泉穴），每晚睡前敷，一般5日即可。

【功效主治】用治咳嗽。

茶叶生姜茶

【配方】茶叶7克，生姜10片。

【制用法】将去皮生姜与茶叶一并煮成汁，饭后饮服。

【功效主治】温肺止咳。用治咳嗽。

柿子烧灰蜜丸

【配方】干柿子、蜂蜜各适量。

【制用法】将干柿子烧灰，研为末，炼蜜为丸。每服6～9

克，日服2次，开水送下。

【功效主治】用治咳嗽痰多。

● 大青叶蜜汁

【配方】鲜大青叶、蜂蜜各适量。

【制用法】将鲜大青叶捣绞取汁半杯，调蜂蜜少许，炖至温热。温服，日服2次。

【功效主治】用治肺炎咳嗽。

● 芫荽汤

【配方】芫荽(香菜)、饴糖各30克，大米100克。

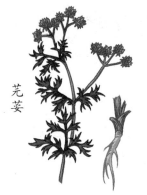

芫荽

【制用法】先将大米洗净，加水煮汤。取大米汤3汤匙与芫荽、饴糖搅拌后蒸10分钟。趁热1次服，注意避风寒。

【功效主治】发汗透表。用治伤风感冒引起的咳嗽。

● 蜀葵根煎汤

【配方】黄蜀葵根21克，冰糖适量。

【制用法】水煎服。

【功效主治】用治肺热咳嗽。

● 蚕豆花煎汤

【配方】蚕豆花9克，冰糖适量。

【制用法】蚕豆花水煎去渣，冰糖调服。

【功效主治】用治虚咳吐血。

● 芥菜姜汤

【配方】鲜芥菜80克，鲜姜10克，盐少许。

【制用法】将芥菜洗净后切成小块，生姜切片，加清水4碗煎至2碗，以盐调味。每日分2次服，连用3日见效。

【功效主治】宣肺止咳，疏风散寒。用治风寒咳嗽，伴头痛、鼻塞、四肢酸痛等。

● 萝卜葱白汤

【配方】萝卜1个，葱白6

根，生姜15克。

【制用法】用水3碗先将萝卜煮熟，再放葱白、生姜，煮剩1碗汤。连渣1次服。

【功效主治】宣肺解表，化痰止咳。用治风寒咳嗽，痰多泡沫，伴畏寒、身倦酸痛等。

● 猪肉杏仁汤

【配方】瘦猪肉50克，杏仁（后下）10克，北沙参15克。

【制用法】诸味药共煎煮汤饮。日服2次。

【功效主治】清肺，化痰，生津。用治咳嗽少痰、口渴咽干、咽痒等。

● 秋梨膏

【配方】秋梨20个，红枣1000克，鲜藕1500克，鲜姜300克，冰糖400克，蜂蜜适量。

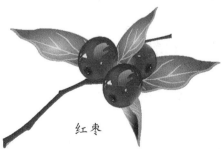

红枣

【制用法】先将秋梨、红枣、鲜藕、鲜姜砸烂取汁，加热

熬膏，下冰糖溶化后，再以蜂蜜收之。可早晚随意服用。

【功效主治】清肺降火，止咳化痰，润燥生津，除烦解渴，消散酒毒，祛病养身。用治虚劳咳嗽、口干津亏、虚烦口渴及酒精中毒等。

● 红糖姜枣汤

【配方】红糖、红枣各30克，鲜姜15克。

【制用法】以水3碗煎至过半。顿服，服后出微汗即愈。

【功效主治】祛风散寒。用治伤风咳嗽、胃寒刺痛、产后受寒腹泻、恶阻等。

● 花生枣蜜汤

【配方】花生、大枣、蜂蜜各30克。

【制用法】将花生和大枣用水共煎至极烂，待温后加入蜂蜜调和饮汤，日服2次。

【功效主治】止嗽化痰。用治咳嗽、痰饮。

● 剑花汤

【配方】剑花2个。

【制用法】煮汤或当茶饮。

【功效主治】行气止痛，止咳化痰。用治咳嗽、痰多等。

丝瓜花蜂蜜饮

【配方】洁净丝瓜花10克，蜂蜜适量。

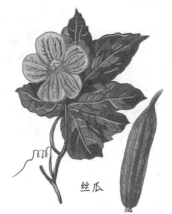

丝瓜

【制用法】将丝瓜花放入瓷杯内，以沸水冲泡，盖上盖温浸10分钟，再调入蜂蜜，趁热顿服，每日3次。

【功效主治】用治风热咳嗽。

苦杏仁萝卜汤

【配方】苦杏仁6～10克，生姜3片，白萝卜100克。

【制用法】上药打碎后加水400毫升，文火煎至100毫升，可加少量白糖调味，每日1剂，分次服完。

【功效主治】散寒，化痰，止咳。用治外感风寒咳嗽。

紫苏杏仁汁

【配方】紫苏、杏仁、生姜、红糖各10克。

【制用法】将紫苏与杏仁捣成泥，生姜切片，加水共煎，取汁去渣，调入红糖再稍煮片刻，令其溶化，日分2～3次饮用。

【功效主治】散风寒，止咳嗽。用治外感风寒引起的咳嗽。

大蒜泥敷足方

【配方】紫皮大蒜1头。

【制用法】蒜去皮，捣成烂泥。每晚睡前洗足后，敷于两足底涌泉穴处(足底必须先涂上凡士林)，上面盖一层纱布，足心有较强刺激感时可揭去。如足底无不适感，可连敷3～5次。

【功效主治】解毒，镇咳。用治风寒咳嗽、燥咳，以及小儿百日咳。

感　冒

感冒俗称"伤风"，四季均可发病，多因气候冷暖失常，风邪病毒侵袭人体所致。依据所感外邪和症状的不同，感冒又可分为风寒、风热、暑湿等证候。风寒者舌苔白、脉浮紧或浮缓、流涕、恶寒、发热等；风热者恶风、头痛、咽痛、舌苔黄、鼻涕黄、舌尖发红、脉象浮数；暑湿者(夏季多见)头胀痛沉重、鼻塞、少汗、胸闷、舌苔腻、脉象濡数。流行性感冒与感冒相似，但全身症状较重，具有很强的传染性和流行性，是由流感病毒引起的急性上呼吸道传染病，是感冒的一种。本病好发于冬春季节，常可造成人群流行。由于流感病毒有多种类型，因此，患一种类型的流感后，仍可以再患其他类型的流感。

草鱼汤

【配方】草鱼肉片150克，生姜片25克，米酒100毫升。

【制用法】用半碗水煮沸后，放入鱼肉片、姜片及米酒共炖约30分钟，加盐调味。趁热食用，食后卧床盖被取微汗。每日2次。注意避风寒。

【功效主治】解表散寒，疏风止痛。用治感冒，症见畏寒发冷、头痛体倦、鼻塞不通等。

葱姜豆豉汤

【配方】葱白5根，姜1片，淡豆豉20克。

【制用法】用砂锅加水1碗煎煮。趁热顿服，然后卧床盖被发汗，注意避风寒。

【功效主治】解热透表，解毒通阳。用治感冒初起，症见鼻塞、头痛、畏寒、无汗等。

糯米粥

【配方】糯米100克，葱白、生姜各20克，食醋30毫升。

【制用法】先将糯米煮成粥，再把葱、姜捣烂下粥内煮沸后再煮5分钟，然后倒入醋，立即起锅。趁热服下，上床覆被以助药力。15分钟后便觉胃中热气升腾，遍体微热而出小汗。每日早晚各1次，连服4次即愈。

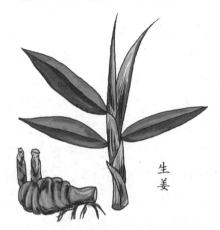

生姜

【功效主治】发表解毒，祛风散寒。用治外感初起周身疼痛、恶寒怕冷无汗、脉紧，其效甚佳。

大白萝卜汁

【配方】大白萝卜1根。

【制用法】将大白萝卜洗净，捣烂取汁。一日数次滴入鼻内，治各种头痛；饮用，治中风。

【功效主治】用治感冒头痛、火热头痛、中暑头痛及中风头痛等。

干白菜根汤

【配方】干白菜根1块，红糖50克，姜3片。

【制用法】加水共煎汤。日服3次。

【功效主治】清热利尿，解表。用治风寒感冒。

核桃葱姜茶

【配方】核桃仁、葱白、生姜各25克，茶叶15克。

【制用法】将核桃仁、葱白、生姜共捣烂，与茶叶一同放入砂锅内，加水1碗半煎煮。去渣一次服下，盖棉被卧床，注意避风。

【功效主治】解表散寒，发汗退热。用治感冒发热、头痛、无汗。

口含生大蒜

【配方】生大蒜1瓣（去皮）。

【制用法】将蒜瓣含于口中，生津则咽下，直至大蒜无味时吐掉，连续3瓣即可奏效。

【功效主治】辛温解表，解毒杀菌。用治感冒初起，症见鼻流清涕、风寒咳嗽等。

红糖乌梅汤

【配方】乌梅4个，红糖100

克。

【制用法】加水共煮浓汤。分2次服。

【功效主治】解表散寒，发汗退热。用治感冒，症见发热、畏寒等。

● 银花山楂汤

【配方】金银花30克，山楂10克，蜂蜜250克。

【制用法】将金银花与山楂放入砂锅内，加水置旺火上煮沸，3～5分钟后，将药液滤入碗内。再加水煎熬一次后滤出药液。将2次药液合并，兑入蜂蜜搅匀。温热时服用，可随时饮用。

【功效主治】清热解毒，散风止痛。用治风热感冒，症见发热头痛、口渴等。

● 西瓜番茄汁

【配方】西瓜、番茄各适量。

【制用法】西瓜取瓤，去子，用纱布绞挤汁液。番茄先用沸水烫，剥去皮，去子，也用纱布绞挤汁液。二汁合并，代茶饮用。

【功效主治】清热解毒，祛

暑化湿。用治夏季感冒，症见发热、口渴、烦躁、小便赤热、食欲不佳、消化不良等。

● 米醋

【配方】米醋不拘量。

【制用法】米醋加水适量，文火慢熬，在室内烧熏约1小时。

【功效主治】消毒杀菌。有预防流行性感冒、脑膜炎、胆囊炎之功效。

● 葱豉黄酒汤

【配方】全葱30克，淡豆豉20克，黄酒50毫升。

【制用法】先将豆豉放入砂锅内加水一小碗，煮10余分钟，再把洗净切段的葱(带须)放入，继续煮5分钟。然后加黄酒，立即出锅。趁热顿饮，注意避风寒。

【功效主治】解表祛风，发散风寒，温中降逆。用治风寒感冒，症见发热、头痛、虚烦、无汗、呕吐、泄泻等。

● 酒煮荔枝肉

【配方】荔枝肉30克，黄酒适量。

【制用法】用酒煮荔枝肉。趁热顿服。

【功效主治】通神益气，消散滞气。用治气虚感冒。

● 苦瓜汤

【配方】苦瓜适量。

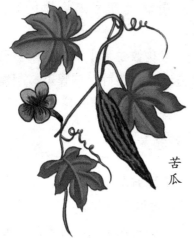

苦瓜

【制用法】水煎服。

【功效主治】预防流感。

● 葱白大蒜汤

【配方】葱白500克，大蒜250克。

【制用法】葱白洗净，大蒜去皮，切碎，加水2000毫升煎汤。每日服3次，每次1茶杯。

【功效主治】解毒杀菌，透表通阳。可预防流行性感冒。

● 柴胡板蓝根汤

【配方】柴胡、桂枝、麻黄各10克，黄芩、半夏、草果仁各12克，白芍、羌活、独活、薄荷（后下）、白芷、板蓝根各15克，防风9克，甘草7克。

【制用法】水煎服，每日1剂，分4次服。

【功效主治】用治时疫流感。

● 马鞭草

【配方】鲜马鞭草、青蒿各30克，羌活15克。

【制用法】水煎浓汁2小杯，分2次服，连服2～3天。如咽痛，加桔梗15克。

【功效主治】用治流感、感冒。

失 眠

失眠指睡眠不足或睡不深熟。有几种形式：一是难于入睡而失眠；二是睡眠浅而易于惊醒，间断失眠；三是睡眠持续时间较正常短，早晨醒后不能再入睡(早醒失眠)。引起失眠的主要原因是精神过度紧张或兴奋，常伴头昏脑涨、头痛、多梦、记忆力减退、神倦、胸闷、注意力不集中、食欲不振、手足发冷等症状，常见于神经官能症、神经衰弱等。年龄在45～55岁间的女性，失眠伴情绪不稳、过敏、潮热、出汗、头痛头晕、血压波动、月经紊乱等，可能是围绝经期综合征。如因环境嘈杂，或服用浓茶、饮料、药物，或因焦虑、忧郁不解、疼痛等引起的，均应根据病因，镇定安眠，并进行心理调适。

● 百合粉

【配方】干百合12克。

【制用法】将百合磨成粉，早晚分2次冲服。

【功效主治】清心安神，养阴润肺。用治伴有心悸、健忘、心神不宁的失眠。平常人久服，可起到保健延年的作用。

● 糯稻根汤

【配方】糯稻根60克。

【制用法】水煎，每晚服1大碗。

【功效主治】用治失眠。

● 莲子心汤

【配方】莲子心30个。

【制用法】水煎，入盐少许，每晚临睡时服。

【功效主治】清热泻火，宁心安神。用治失眠、心悸、烦躁。

● 芹菜根汤

【配方】芹菜根60克。

【制用法】水煎，睡前服。

【功效主治】用治失眠。

● 酸枣仁粉

【配方】酸枣仁15克。

【制用法】焙焦为末，顿服，每日1次睡前服。

【功效主治】补肝益胆，宁心安神。用治失眠、心悸。

● 大枣茯神小米粥

【配方】大枣5枚，小米50克，茯神10克。

【制用法】先将茯神用水煮透，滤取汁液。用茯神汁液再煮小米和大枣为粥。每日分2次服用。

【功效主治】健脾养心，安神益智。用治心脾两虚、惊悸怔忡、失眠健忘、精神不集中。

● 龙眼酒

【配方】龙眼肉100克，60度白酒400毫升。

【制用法】将龙眼肉放在细口瓶内，加入白酒，密封瓶口，每日振摇1次，半月后可饮用。每日2次，每次10～20毫升。

【功效主治】补益心脾，养血定神。用治虚劳衰弱、失眠、健忘、惊悸等症。

● 白糖炖梨

【配方】鸭梨3个，白糖25克。

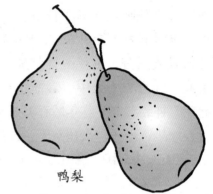

鸭梨

【制用法】将梨洗净，去皮，切片，加水煎煮20分钟，以白糖调味，分2次服用，饮汤食梨。

【功效主治】清热化痰，和中安神。用治痰热扰心或热病津伤、心失所养的失眠、烦闷之症。

● 浮麦红枣甘草汤

【配方】浮小麦100克，大枣30克，甘草10克。

【制用法】水煎服。

【功效主治】用治皮肤瘙痒、烦躁失眠、神经衰弱、癫痫。

眩晕

眩是目眩，即眼花或眼前发黑，视物模糊；晕是头晕，即感觉自身或外界景物旋转，站立不稳，因二者常同时并见，故统称为"眩晕"。究其原因有四：

一是外邪袭人，邪气循经脉上扰巅顶，清窍被扰，可发生眩晕。

二是脏腑功能失调，或肾精亏耗，不能生髓，髓海不足，发生眩晕；或是肝阳上亢，上扰清窍，发为眩晕；或是脾胃不足，气血亏虚，脑失所养而发眩晕。

三是痰湿中阻，痰湿上犯，蒙蔽清阳而发眩晕。

四是瘀血内阻，清窍受扰而生眩晕。

● 白果红枣汤

【配方】白果30克，红枣10枚。

【制用法】将白果除去外种皮、膜和胚芽，研末，红枣煎汤送服。

【功效主治】用治老年动脉硬化症、梅尼埃综合征，症见头晕目眩。

● 丹参红花汤

【配方】丹参、生珍珠母（先煎）30克，红花、泽兰、茯神、钩藤（后下）、白蒺藜各9克，田七(研末，分2次服)、甘草各3克。

【制用法】水煎服。每日1剂。

【功效主治】祛瘀通络，清利头目。用治头目晕眩、失眠多梦，甚至精神恍惚，舌边紫黯，脉涩。

● 鱼鳔山药汤

【配方】鱼鳔30克，鲜山药100克，冰糖适量。

【制用法】将鱼鳔浸软、切块，鲜山药去皮，洗净切片，同放于砂锅中，注入清水500毫升，加入冰糖，小火煮至酥烂。分2次趁热食鱼鳔和山药，喝汤。

【功效主治】用治耳源性眩晕。

天麻钩藤饮

【配方】天麻、白蒺藜、茯苓各12克，钩藤（后下）15克，炒山栀子、黄芩各10克，夏枯草、夜交藤、生牡蛎（先煎）各30克。

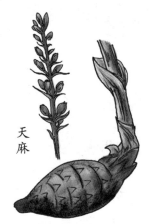

天麻

【制用法】水煎服。每日1剂。

【功效主治】平肝息风、潜阳。用治肝阳上亢型眩晕(高血压多属此型)，症见眩晕如坐舟车、耳鸣、头胀痛、性情急躁，常因恼怒而眩晕加重、烦热面赤、睡眠多梦、口干苦、苔黄、舌质红、脉弦数。

女贞子旱莲草汤

【配方】女贞子、旱莲草、熟地黄、当归、白芍、决明子、玄参、沙苑子、白蒺藜、生龙骨（先煎）、生牡蛎（先煎）、何首乌各15克。

【制用法】水煎服。每日1剂。

【功效主治】滋水涵木，清眩止晕。用治眩晕，证属肝肾阴虚，其症见头目眩晕、身摇如坐舟车、时欲恶心。

葛根黄芩汤

【配方】葛根、钩藤（后下）、白薇、黄芩、茺蔚子、白蒺藜、桑寄生、牛膝、泽泻、川芎、野菊花各12克，磁石（先煎）30克。

【制用法】水煎服。每日1剂。

【功效主治】滋阴潜阳，清肝平肝。用治阴虚阳亢型眩晕。

贫 血

贫血是指单位容积血液内红细胞计数、血红蛋白含量及红细胞压积低于正常标准的病理状态。症状为头昏、眼花、耳鸣、面色苍白或萎黄、气短、心悸、身体消瘦、夜寐不安、疲乏无力、指甲变平变凹易脆裂、注意力不集中、食欲不佳、月经失调等。病因有缺铁、出血、溶血、造血功能障碍等。中医学认为，治疗贫血既要增加营养及补血，又要重视补气，因为气能生血。严重的必须从补肾着手，因为肾精能化生成血。

● 黑木耳枣汤

【配方】黑木耳15克，大枣15枚，冰糖10克。

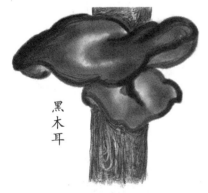

黑木耳

【制用法】将黑木耳、大枣用温水泡发并洗净，放入小碗中，加水和冰糖。将碗放置锅中蒸约1小时。1次或分次食用，吃枣、木耳，饮汤。

【功效主治】和血养营，滋补强身。用治贫血。

● 猪皮汤

【配方】猪皮100~150克，黄酒半碗，红糖50克。

【制用法】以黄酒加等量清水煮猪皮，待猪皮烂熟调入红糖。每日2次分服。

【功效主治】滋阴养血。用治失血性贫血症。

● 猪蹄汤

【配方】猪蹄1只，花生仁50克，大枣10枚。

【制用法】共煮熟食。

【功效主治】补虚补血。用治贫血、紫癜、白细胞减少症。

姜汁黄鳝饭

【配方】黄鳝150克，姜汁20毫升，大米100克，花生油、精盐各少许。

【制用法】黄鳝削皮去骨，洗净切丝，用姜汁、花生油、精盐拌匀。待米饭蒸焖水干时，放鳝丝于饭面，盖严小火焖熟即成。

【功效主治】用治病后虚损、贫血、消瘦、乏力。

糙糯米粥

【配方】糙糯米（即半捣米）100克，薏苡仁50克，大枣8枚。

【制用法】按常法共煮作粥。每日早晚食用。

【功效主治】滋阴补血。用治贫血。

龙眼肉

【配方】龙眼肉（即桂圆肉）、当归各15克，鸡半只。

【制用法】先炖鸡至半熟，下龙眼肉、当归，共炖至熟。吃肉饮汤。

【功效主治】滋阴补血。用治老年气血虚弱、产后体虚乏力、营养不良引起的贫血等。

龙眼莲子芡实汤

【配方】龙眼肉5枚，莲子、芡实各20克。

【制用法】水煎汤。于睡前顿服。

【功效主治】安神补血。用治贫血。

猪肉枣蛋汤

【配方】瘦猪肉50克，大枣10枚，鸡蛋(打入)1个。

【制用法】共煎煮。日服2次。

【功效主治】补益气血。用治贫血。

花生红枣汤

【配方】干红枣、红糖各50克，花生米100克。

【制用法】将红枣洗净，用温水泡发，花生米略煮一下，放冷，把皮剥下，把泡发的红枣、花生米及其皮同放在煮花生的水中，加冷水适量，用小火煮半小时左右，捞出花生米皮，加红糖，待糖溶化后，收汁即可。

【功效主治】用治缺铁性贫血。

仙茅黄芪汤

【配方】仙茅、淫羊藿、龟鹿二仙胶、当归、陈皮各9克，人参6克，黄芪12克，甘草3克。

【制用法】水煎服。每日1剂，每日2次。

【功效主治】专治再生障碍性贫血。

牛筋血藤骨脂汤

【配方】牛蹄筋50克，鸡血藤30～50克，补骨脂10～12克。

【制用法】先将牛蹄筋洗净切片，与洗净的鸡血藤、补骨脂一同入锅，加水适量，先用武火煮沸15分钟，再用文火煎熬至牛蹄筋熟烂，取汁饮用。

【功效主治】补肝养血，补肾壮阳。用治贫血、白细胞减少。

莲子桂圆汤

【配方】莲子、桂圆肉各30克，大枣20克，冰糖适量。

【制用法】先将莲子用水泡发，去皮去心洗净，与洗净的桂圆肉、大枣一同放入砂锅中，加水适量，煎煮至莲子酥烂，加冰糖调味。睡前饮汤吃莲子、大枣、桂圆肉，每周食用1～2次。

【功效主治】补心血，健脾胃。用治贫血乏力、神经衰弱、心悸、怔忡、健忘、睡眠不安等。

黄芪炒黄鳝

【配方】黄鳝500克，黄芪100克。

【制用法】加调料烧菜食用。

【功效主治】用治贫血。

大枣黑豆散

【配方】大枣500克(去核)，黑豆250克。

【制用法】大枣煮熟，黑豆碾面，共捣烂如泥为丸。每次服3克，1日2～3次。

【功效主治】用治贫血。

哮 喘

哮喘的主要症状就是气急，上气不接下气，不仅呼吸困难，且带喘声，喉中咻咻作响，胸喉之间顽痰淤积阻塞，有的兼有咳嗽。患者面色苍白，甚至发青发紫，眼球突出，冷汗淋漓，坐卧不宁，睡眠不安，有的因呼吸困难而言语不便。

此病的致病原因大致分为两种：一种为心源性哮喘，是因心脏疾病而起的；另一种包括支气管气喘、喘息性支气管炎等，这是由支气管疾病所引起的哮喘，又称肺源性哮喘。

中医将哮喘分为虚实两大类，又将实证分为寒热两类。实寒证表现为咳痰清稀不多，痰呈白色泡沫状，胸闷气窒，口不渴喜热饮，舌苔白滑，脉多浮紧，或兼恶寒、发热等；实热证表现痰黄稠厚，难以咳出，身热而红，口渴喜饮，舌质红，苔黄腻，脉滑数，有的兼有发热等症状。虚证多为肺虚或肾虚。肺虚则呼吸少气、言语音低、咳嗽声轻、咳痰无力，在气候变化或特殊气味刺激时可诱发。肾虚则元气摄纳无权，呼吸气短、动辄易喘等。

发病时，应当先除邪治标，寒证宜温化宣肺，热证宜清热肃肺，佐以化痰、止咳、平喘之药；病久兼虚，当标本兼治。未发作时，应当用益气、健脾、补肾等法扶正培本。

● 麻黄前胡汤

【配方】麻黄、石膏、前胡各9克。

【制用法】水煎服。每日3次。

【功效主治】用治哮喘症呼吸喘促、头痛发热、咯吐黄痰、痰稠胶黏，伴有哮鸣声。

● 丝瓜花蜜饮

【配方】丝瓜花10克，蜂蜜15克。

【制用法】将丝瓜花洗净，

放入杯内，加开水冲泡。盖上盖浸泡10分钟，倒入蜂蜜搅匀即成。每日3次。

【功效主治】清热止咳，消痰下气。治肺热咳嗽、喘急气促等。

● 白茅根桑白皮汤

【配方】白茅根、桑白皮各1握。

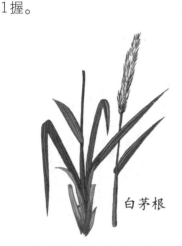

白茅根

【制用法】水煎，饭后服。
【功效主治】用治支气管哮喘。

● 蛋白方

【配方】鸡蛋1~2个，白胡椒7~10粒，白酒(60度)50毫升。

【制用法】将鸡蛋去黄留清，白胡椒碾成粉末，二者搅匀放在瓷杯内隔水加热至30℃左右，然后倒入白酒，用火点燃，再用筷子搅拌，待火尽，鸡蛋清变成白色时，趁热一次服下。每日1次。

【功效主治】连服45天对支气管哮喘疗效显著。

● 甜杏仁梨润肺方

【配方】甜杏仁9克，梨1个。

【制用法】将鸭梨洗净挖一小洞，纳入杏仁，封口，加少许水煮熟。吃梨饮汤，每日1次。

【功效主治】润肺止咳。用治慢性气管炎咳喘，肺虚久咳、干咳无痰等症。

● 人参核桃汤

【配方】人参、核桃仁各6克。
【制用法】水煎服。饮用，每日2~3次。

【功效主治】补肾温肺。用治肺肾功能不足而致气喘、久嗽等。

● 萝卜汁

【配方】鲜白萝卜500克。
【制用法】将萝卜洗净带皮切碎，绞取汁，内服。

【功效主治】化痰热，散瘀血，消积滞。用治急性气管炎咳喘，连服5～7日见效。

● 三子平喘汤

【配方】紫苏子、炒莱菔子、茯苓各10克，白芥子、半夏各5克，陈皮20克，甘草15克。

【制用法】水煎服。

【功效主治】燥湿化痰，降逆平喘。用治痰喘。

● 丝瓜藤液

【配方】丝瓜藤液。

【制用法】秋后在离地不高处，剪断丝瓜藤，套上一个瓶子，茎断处有汁液流出，瓶满再换，滴尽为止。每日饮用数次，每次1小杯。

【功效主治】清热解毒，止咳平喘，祛痰。用治急慢性支气管炎和痰喘、肺脓肿、支气管扩张等。

【备注】取鲜嫩丝瓜捣烂绞汁，生饮半杯，常服亦有疗效。

● 补肺汤

【配方】人参、甘草各10克，黄芪5克，五味子、桑白皮各

15克，熟地黄12克，紫菀20克。

【制用法】水煎服。

【功效主治】补肺，定喘，降气。用治哮喘。

● 射干麻黄汤

【配方】射干5克，麻黄、生姜、紫菀、款冬花各10克，半夏5克，细辛3克，五味子、杏仁（后下）、茯苓、甘草各15克。

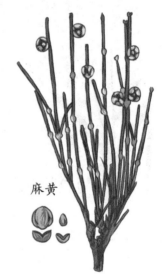

麻黄

【制用法】水煎服。

【功效主治】温肺散寒，化饮平喘。用治哮喘。

● 纳气汤

【配方】熟地黄、胡桃肉、蛤蚧、人参各15克，山药、补

骨脂各20克，山萸肉、附子（先煎）各10克，肉桂5克，五味子、甘草各12克。

【制用法】水煎服。

【功效主治】补肾纳气，平喘滋肾。用治肾不纳气之哮喘。

猪板油蜜膏

【配方】猪板油、麦芽糖、蜂蜜各120克。

【制用法】将上述3味食材共熬成膏，每日服数次，每次1汤匙，口中含化，数日后喘嗽即止。忌食生冷及辛辣刺激性食物。

【功效主治】润肺平喘。用治咳嗽痰喘。

糖熘白果

【配方】水发白果150克，白糖100克，淀粉25克，食用碱适量。

【制用法】将白果去壳，放入锅内加水和少许食用碱烧开，去皮，捏去白果心，装入碗内，加清水，上笼蒸熟。将锅内加清水，放入白果、白糖，置火上烧开，撇去浮沫，用淀粉勾芡，倒入盘内即成。

【功效主治】定痰喘，止带浊。用治气虚哮喘、痰嗽、白带、白浊、遗精、淋病、小便频数等。

浮小麦枣汤

【配方】浮小麦60克，大枣7枚。

【制用法】加水共煎服。

【功效主治】止咳平喘，敛汗。用治寒热痰喘、大汗不止。

卷柏马鞭草汤

【配方】卷柏、马鞭草各15克。

【制用法】水煎服。

【功效主治】用治支气管哮喘。

卞萝卜方

【配方】大卞萝卜(粉红色皮，白心，新鲜的)1个，鸡蛋1个。

【制用法】冬至或冬至前后制作，将大卞萝卜用刀垂直切开，将两半萝卜用勺挖去心，放入一个鸡蛋(稍大些)，再将两半萝卜对上严紧合缝，用线绳捆扎，注意包在萝卜心中的鸡蛋不得破裂，然后种在花盆里，浇水，使萝卜成活，滋生新叶。待数九过后(够81天)，取出萝卜，洗净切片，加水先煮半小时，再将鸡蛋去皮打入汤中煮，不加任何调料，使菜烂蛋熟。分4~5次吃完，可连续服用多次。

【功效主治】止咳化痰。用治支气管哮喘。

莱菔子杏仁汤

【配方】莱菔子、杏仁各20克。

【制用法】先将莱菔子炒热，同时去掉杏仁的皮尖，然后用水1碗半，煎成半碗服。

【功效主治】用治哮喘痰多、气急、气短。

南瓜麦芽姜汁

【配方】南瓜5个，鲜姜汁60毫升，麦芽1500克。

【制用法】将南瓜去子，切块，入锅内加水煮极烂为粥，用纱布绞取汁，再将汁煮剩一半，放入姜汁、麦芽，以文火熬成膏。每晚服150克，严重患者可早晚各服用一次。

【功效主治】平喘。用治多年哮喘，入冬哮喘加重者。

蛋清糊敷脚方

【配方】桃仁、杏仁、巴豆、白胡椒各7粒，黑木耳3朵，红米3克，红皮鸡蛋1个。

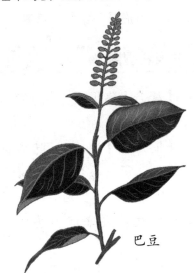

巴豆

【制用法】将前6味药共研细末，和以鸡蛋清。男左女右贴脚心，连续15小时。

【功效主治】用治哮喘。

【备注】用药期间忌烟、酒、辣、房事，妇女经期忌用。

咖喱粉炖黄母鸡

【配方】黄母鸡1只，咖喱粉(或芥子末代)25克。

【制用法】将鸡去毛和内脏，切块，同咖喱粉炖熟吃。

【功效主治】用治久患哮喘

而身体较弱者。

● 杏仁汤

【配方】甜杏仁、苦杏仁各25克，冰糖50克。

【制用法】杏仁加水1碗半煮成大半碗，加入冰糖煮溶，1次服。

【功效主治】用治老年哮喘。

● 白糖拌鸡胆汁

【配方】鸡苦胆2～4个，白糖适量。

【制用法】取胆汁烘干，用白糖拌和，日服2次，5天为1个疗程。

【功效主治】治百日咳引起的哮喘诸症。

● 沸水沏鹌鹑蛋

【配方】鹌鹑蛋3个。

【制用法】将蛋打破搅匀，沸水冲沏。每天服1次，连用1年效佳。

【功效主治】补益气血。用治支气管炎、哮喘、肺结核等。

肺 炎

肺炎是指肺部出现炎症，主要因感染病毒、细菌、真菌等病原体引起，也可因理化因素及变态反应等引起。本病根据炎症发生的部位及累及的范围等，分为大叶性、小叶性、间质性、节段性、肺泡性等类型。发病之初，伴有轻微的感冒现象，几小时后，高热、呼吸急促、咳嗽、面红、胸痛，或咯出脓状铁锈色浓痰，小儿时有痉挛发生。病重者神态模糊、嗜睡、谵妄、下痢、蛋白尿、烦躁不安等。该病来如闪电，去得也快，很容易引发胸膜炎、心包炎、肺坏疽等，甚至导致生命危险，患者千万不能忽视。

石仙桃汤

【配方】石仙桃(又名石山莲)全草200克，冰糖100克。

【制用法】水适量煎浓汁。日服2次。

【功效主治】用治肺炎。

鱼腥草桑白皮汤

【配方】鱼腥草（后下）50克，桑白皮、东风橘各25克，白糖少许。

【制用法】上药加水适量，纳入砂锅中煎浓汁。每日1剂，冲少许白糖，分2次饮服。

【功效主治】用治大叶性肺炎。

大青叶芦根汤

【配方】大青叶60克，芦根30克，猪胆汁10毫升。

【制用法】将前2味药水煎，取汁。用煎汁冲服猪胆汁5毫升，每日2次。

【功效主治】用治大叶性肺炎。

矮地茶陈皮汤

【配方】矮地茶50克，枇杷叶（包煎）7片，陈皮25克。

【制用法】水煎服。每日3次。

【功效主治】用治肺炎。

麒麟菜汤

【配方】麒麟菜、海带各30克，贝母9克。

【制用法】将上3味药放入砂锅内煎煮，取汁去渣，每剂煎2次。将2次煎液混合，分2次服，每日1剂。

【功效主治】清肺消痰。用治肺炎。

金银花当归汤

【配方】金银花30克，当归15克，玄参、蒲公英各6克。

【制用法】水煎服。

【功效主治】用治肺炎。

桑白皮石膏汤

【配方】琼枝、桑白皮各15克，麦冬9克，地骨皮、石膏（先煎）各30克。

【制用法】上药连煎2次，2次煎液混合。每日1剂，分2次服。

【功效主治】清热化痰止咳。用治肺炎。

昆布海带根汤

【配方】昆布、海带根各30克，知母15克，桔梗、浙贝母各

10克。

【制用法】上药连煎2次，2次煎液混合。每日1剂，分2次服。

【功效主治】清热化痰止咳。用治肺炎、支气管炎。

文蛤粉汤

【配方】文蛤粉、麒麟菜、芦根、薏苡仁各30克，桃仁10克，冬瓜仁15克。

【制用法】上药放入砂锅，加水煎煮，连煎2次，将2次药液混合。每日1剂，分2次服。

【功效主治】清肺解毒，化痰止咳。用治肺炎。

炙麻黄汤

【配方】炙麻黄5克，生石膏（先煎）30克，杏仁（后下）10克，生甘草、葶苈子（包煎）各5克，桑白皮10克，鱼腥草（后下）、板蓝根各30克。

【制用法】水煎服。

【功效主治】用治痰热咳嗽型肺炎。

葱豉汤

【配方】麻黄、杏仁（后

下）、生甘草、葱白各15克，淡豆豉、紫苏子、陈皮各10克。

【制用法】水煎服。

【功效主治】用治发热无汗、呛咳气急、痰少稀白、苔薄白、脉弦紧为主要症状且由风寒所致的轻度肺炎。

● 鱼腥草汤

【配方】鱼腥草（后下）、蒲公英各30克。

【制用法】水煎，分2次服。

【功效主治】用治支气管肺炎。

● 双根饮

【配方】白茅根、鲜芦根各适量。

【制用法】捣烂绞汁，代茶频饮。

【功效主治】用治支气管肺炎。

● 银翘薄荷散

【配方】金银花、连翘各10克，桔梗、牛蒡子、薄荷各6克，荆芥穗、淡竹叶各4克。

【制用法】捣为末，开水冲服。每日1剂。

【功效主治】用治发热恶寒、咳嗽气促、汗出口渴、咽红、舌质红、苔薄黄、脉浮数为主要症状且由风热所致的肺炎。

● 玄参饮

【配方】玄参、生地各40克，麦冬20克，贝母、天花粉、金银花、黄芩各15克，菊花、甘草各10克，石斛25克，薄荷（后下）5克。

【制用法】以上各药材用水煎服，可治肺炎；如果咳出黄色痰，则须加黄连10克，效果较好。

【功效主治】用治肺炎。

● 桔梗饮

【配方】桔梗、甘草、草河车、红曲各50克。

【制用法】以上4味药，分别挑选，粉碎成细粉，过筛，混匀。每日服3～4次，每次2～4克。用水50～100毫升，煎30分钟，待凉服。

【功效主治】清热止咳祛痰。是用治肺热、咳嗽、多痰、胸背刺痛等肺热疾病的传统医方。

● 茜草饮

【配方】茜草、藏紫草各30克，紫草茸26克。

【制用法】以上3味药共研为粗粉，混匀，备用。每日2~3次，每次1小匙(2~3克)，煎汤内服。

【功效主治】清热消炎止咳。用治肺炎咳嗽、背胀痛、音哑、口干及肺气肿等症。

● 麻黄汤

【配方】甘草、麻黄各3克，杏仁（后下）6克，生石膏（先煎）9克。

【制用法】水煎服。分多次服，每日1剂，连服2~3日。

【功效主治】用治小儿高热无汗或微汗而喘的肺炎，症见烦渴、发绀、气促、鼻翼翕动、大小便不畅等。

● 桔贝汤

【配方】桔梗、贝母各6克，桑白皮9克，炒杏仁（后下）3克。

【制用法】水煎服。5岁以上1日2剂，1~5岁1日1剂，分2次服。

【功效主治】用治肺炎、咳嗽吐痰。

● 麻杏芩栀汤

【配方】炙麻黄3克，苦杏仁（后下）、黄芩、金银花、连翘、山栀子、枇杷叶（包煎）、葶苈子各6克，生石膏（先煎）12克，板蓝根10克。

【制用法】水煎服。每日1剂，分2次服。

【功效主治】用治小儿急性肺炎发热效佳。

支气管炎

本病是由细菌、病毒以及物理或化学刺激等因素引起的支气管炎症。多因外感时邪、烟呛等而致痰饮内聚所致，发病季节以冬春为主。根据病情的长短，支气管炎症分为急性和慢性两种。急性支气管炎常以伤风着凉、疲乏劳累、烟酒过量、上呼吸道感染为常见诱发因素。患病后主要症状为频繁的刺激性干咳、胸骨后疼痛、恶寒发热、鼻塞头痛、肢体酸楚、咽痛，1～2天后咳出黏液性痰，早晚咳嗽为主，痰液转浓、量增多、偶带血丝，神倦、乏力、食欲减退等。

慢性支气管炎简称慢支，是常见病、多发病，由急性支气管炎未及时治疗，反复感染，或吸烟、吸入粉尘等长期刺激所致，以长期顽固性咳嗽为特征，伴咯痰、气喘等。

● 吸蒸汽

【配方】水壶，内装小半壶水。

【制用法】将小半壶水置于炉子上，待水烧沸腾时，口对准壶嘴里冒出的蒸汽，一口一口地吸入，每次持续20～30分钟，每日2～3次。

【功效主治】对咳嗽疗效较好，尤其是对外感风寒所引起的急性气管炎及支气管炎疗效更好。

【备注】当口腔对准壶嘴时，口与壶嘴要保持一定距离，在不烫伤口腔的前提下，尽量多吸入蒸汽。

● 鲜大罗伞根汤

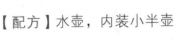

【配方】鲜大罗伞根30克。

【制用法】水煎服。每日1剂，日服2次。

【功效主治】用治急性支气管炎。

● 双草汤

【配方】鱼腥草（后下）30

克，奶浆草、薄荷（后下）各6克，东风橘15克。

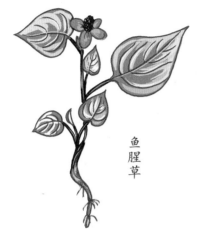

鱼腥草

【制用法】水煎服。每日1剂，日服2次。

【功效主治】用治急性支气管炎。

● 闻蒜泥味

【配方】大蒜瓣（去皮）适量。

【制用法】将大蒜瓣捣成糊状装入一个塑料瓶内。每天早晨打开瓶盖，把瓶口对准鼻孔，尽量吸嗅大蒜的辛辣味，等辛辣味淡后再换新的。

【功效主治】用治慢性支气管炎。

【备注】一位患者68岁，30多岁时就患有慢性气管炎，轻度肺气肿。得此偏方后，从深秋开

始到初春，天天如此，坚持两个冬天，病患彻底根除，之后未复发。

● 桔梗黄芩汤

【配方】桔梗3克，黄芩、紫菀各5克，忍冬藤6克，甘草15克。

【制用法】水煎服。每日1剂，日服2次。

【功效主治】用治急性支气管炎。

● 酸浆果皮饮

【配方】酸浆果皮(又名灯笼果)5～7个，陈皮9克，冰糖30克。

【制用法】水煎，代茶饮。

【功效主治】用治急性支气管炎。

● 冰糖炖向日葵花

【配方】向日葵花2朵，冰糖适量。

【制用法】先将向日葵去籽，再加冰糖炖服。

【功效主治】用治慢性支气管炎引起的咳喘。

● 南瓜蒸五味子

【配方】南瓜1个，五味子3克，冰糖适量。

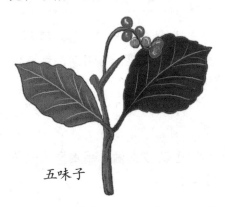

五味子

【制用法】南瓜挖去种子，装入五味子、冰糖。蒸半小时，取出五味子。每日吃1个。

【功效主治】用治慢性支气管炎。

● 还阳参地龙丸

【配方】还阳参1000克，地龙90克，红枣、黑豆各500克。

【制用法】将还阳参、红枣用砂锅煮烂；地龙研粉，黑豆用童便浸透，晒干研粉；上药和匀，炼蜜为丸。早晚各服6克。用红糖水送服。

【功效主治】用治慢性支气管炎。

● 霜丝瓜藤汤

【配方】霜丝瓜藤150克。

【制用法】将丝瓜藤加水1碗煎服。每日1次，10日为1个疗程，连服2个疗程。

【功效主治】用治气管炎。

● 玉兰露

【配方】玉兰叶、花、蕾共500克。

【制用法】将玉兰叶、花、蕾加水1000毫升，经2次蒸馏，取回蒸馏液250毫升。每日服1次，每次20毫升。

【功效主治】用治慢性支气管炎。

● 干姜苏叶汤

【配方】干紫苏叶90克，干姜10克。

【制用法】水煎服。每日早晚各服100毫升，10日为1个疗程。间隔3日再服第2个疗程。

【功效主治】用治慢性支气管炎。

● 贝母冬花白及粉

【配方】川贝母、款冬花、

白及各15克，细辛6克。

【制用法】上药共研细末。饭后服，每次2克。如病情重，可去白及加杏仁15克，冰糖30克。

【功效主治】用治气管炎久咳肺损。

● 药水煮鸡蛋

【配方】五味子250克，生鸡蛋7枚。

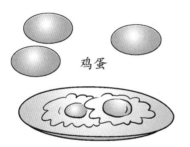

鸡蛋

【制用法】将五味子和生鸡蛋同时放入温水盆内(以水面没过鸡蛋为宜)泡7～10天，待蛋壳软化后，取出鸡蛋，用滤出的药水把鸡蛋煮熟。去壳吃蛋。成人睡前1次服完，小儿酌减，7日服1次，3次为1个疗程。一般2～3个疗程。

【功效主治】用治慢性支气管炎久不愈者。

● 花生衣汤

【配方】花生仁红衣60克，糖适量。

【制用法】加水文火煎约10小时，滤去衣，加糖。分2次服。

【功效主治】用治慢性支气管炎。

● 三子汤

【配方】炒苏子、炒莱菔子各9克，白芥子15克。

【制用法】上药共捣末，以绢袋包之，水煎服。每次服半碗，日2次。

【功效主治】用治老年慢性支气管炎。

肺气肿

肺气肿是慢性支气管炎常见的并发症。由于支气管长期炎症，管腔狭窄，阻碍呼吸，导致终末细支气管远端的气道弹性减退，过度充气膨胀、破坏，肺功能损害和减退而形成。常见有两种损害形式，一种是先天性缺少某类抑制蛋白酶活性的分解酶，从而侵犯肺泡壁而变薄，气压大使肺泡破裂，壮年为多；另一种因空气污染、慢支发作、肺上端受侵害等所致。其主要祸首是吸烟。慢支、支气管哮喘、矽肺、肺结核均可引起本病。主要症状有咳嗽、多痰、气急、紫绀，持续发展可导致肺心病。阻塞性肺气肿起病缓慢，主要表现是咳痰、气急、胸闷、呼吸困难，合并感染加重导致呼吸衰竭或心力衰竭。中医学认为，本病属于咳嗽、喘息、痰饮的范畴。治疗上包括去除病因、控制感染、体育医疗和中医施治、改善呼吸功能和肺部状态。

● 党参茯苓汤

【配方】党参、茯苓各15克，白术、法半夏各9克，炙甘草、陈皮各6克。

【制用法】水煎服。上下午各服1次，每日1剂。

【功效主治】益气补肺。用治肺气虚弱型慢性气管炎、肺气肿、病后虚弱、面色苍白、气短喘促、声低懒言、乏力、自汗、咳嗽无力、痰稀白、易感冒等。

● 甘草汤

【配方】甘草、白术各6克，麦冬、山茱萸、茯苓、枸杞子各15克，知母、熟地黄各12克，核桃5个，紫河车粉10克，党参30克。

【制用法】上述诸药除紫河车粉外加水煎浓汁，弃渣服汁，加入紫河车粉，分3次服，每日1剂。

【功效主治】用治慢性支气管炎合并肺气肿者。

桑白皮汤

【配方】桑白皮6克，麻黄、桂枝、干姜各4.5克，细辛3克，杏仁（后下）14粒（去皮）。

【制用法】上药加水煎服。

【功效主治】用治水饮停肺、胀满喘急。

鸡骨丹汤

【配方】鸡骨丹(即紫玉簪)的茎、叶、花9～15克。

【制用法】上药加水煎服。

【功效主治】用治肺气肿、咳喘。

紫苏汤

【配方】紫苏12克，白前10克，百部8克，甘草6克。

【制用法】水煎服，早晚各1次。

【功效主治】用治肺气肿。

麻黄乌梅汤

【配方】麻黄30克，乌梅60克，款冬花40克，地龙20克，冰糖适量。

【制用法】水煎成浓汁后，加适量冰糖浓缩成膏状，每次服6～9克，每日3次。

【功效主治】用治肺气肿。

南瓜汤

【配方】南瓜3个，麦芽1000克，鲜姜汁50毫升。

【制用法】南瓜去子，切块，加水煮烂取汁，添入麦芽及生姜汁，文火熬成膏，日服70克，早晚分服。

【功效主治】用治肺气肿。

天竺黄汤

【配方】天竺黄15克，浙贝母12克，枳壳10克，黑豆30克。

【制用法】共研细末，每次服6克，早晚各1次。

【功效主治】用治肺气肿。

茄子根红糖膏

【配方】茄子根30克，红糖15克。

【制用法】茄根洗净，切碎，煎成浓汁，加入红糖成膏，早晚分服。

【功效主治】用治肺气肿。

五味子浸鸡蛋

【配方】五味子250克，鸡

蛋10枚。

【制用法】将五味子水煎半小时，冷却，放入鸡蛋，浸泡10日后，每晨取1个，糖水或热黄酒冲服。

【功效主治】用治肺气肿。

● 苏子汤

【配方】紫苏子、莱菔子各10克，白芥子9克，山药60克，人参30克。

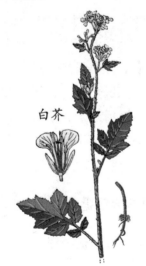

白芥

【制用法】水煎服。每日1剂，日服2次。

【功效主治】扶正祛邪，降气化痰。用治痰涎壅盛所致的肺气肿。

● 莱菔子粳米粥

【配方】莱菔子适量，粳米100克。

【制用法】将莱菔子炒熟后研末，每次取10～15克，同粳米煮粥。

【功效主治】化痰平喘，行气消食。用治咳嗽多痰、胸闷气喘、不思饮食、嗳气腹胀之肺气肿。

● 熟地汤

【配方】熟地黄、山茱萸、五味子各9克，肉桂（后下）2.5克，补骨脂、胡桃肉各9克。

【制用法】水煎服。每日1剂，2次服。

【功效主治】补肾纳气。用治肾衰所致的肺气肿者。

● 黑苏子陈皮汤

【配方】黑苏子、陈皮、半夏、当归、厚朴、前胡、杏仁（后下）各9克，沉香末(冲)、肉桂（后下）各2.5克。

【制用法】水煎服。每日1剂，分2次服。

【功效主治】除痰降气。用治肺气肿。

● 黄芩栝楼仁汤

【配方】黄芩、栝楼仁、半夏、胆南星、橘皮、杏仁泥（后下）、枳实、姜竹茹各9克。

【制用法】水煎服。每日1剂，早晚分服。

【功效主治】清肺化痰。用治痰热所致的肺气肿者。

 ● 沙参汤

【配方】沙参12克，麦冬、五味子、杏仁（后下）、玉竹、贝母各9克。

【制用法】水煎服。每日1剂，分2次服。

【功效主治】补气生津。用治气津两伤所致的肺气肿。

● 川贝粳米汤

【配方】粳米60克，川贝母5～10克，砂糖适量。

【制用法】先以粳米、砂糖煮粥，待粥将成时，调入川贝母极细粉末，再煮二三沸即可。温热服食。

【功效主治】润肺养胃，化痰止咳。用治肺气肿、咳嗽气喘等症。

 ● 鳖甲汤

【配方】鳖甲26克，阿胶15克，芦根40克。

【制用法】水煎服。每日1剂，日服3次。

【功效主治】养阴润肺，化痰止咳平喘。用治肺气肿。

 ● 洋铁叶根汁煮鸡蛋

【配方】洋铁叶根50克，红壳鸡蛋1枚。

【制用法】鲜洋铁叶根洗净切片，水煎取汁，用此汁煮红壳鸡蛋吃，喝少量汁，每日1次。

【功效主治】用治气管炎、肺气肿，均收到满意效果。

● 猪肺汤

【配方】猪肺100克，鱼腥草（后下）60克。

【制用法】水煎服。每日1剂，分3次服。

【功效主治】清热润肺，止咳化痰平喘。用治肺气肿。

呕吐

呕吐是指胃内容物和部分小肠内容物通过食管反流出口腔的一种反射性动作。多由胃寒、胃热、伤食、痰浊、肝气犯胃等导致。胃寒多见呕吐清稀、口中多涎、喜热恶冷、舌苔白润等，治宜温胃降逆。胃热多见食入即吐、吐物酸苦、口臭、喜冷恶热、舌苔黄腻等，治宜和胃清热。伤食引起的多见胃脘胀满不舒、嗳气腐臭、呕吐宿食、舌苔厚腻等，治宜消导和胃。痰浊引起的多有眩晕、胸闷、心悸、呕吐痰涎或清涎、舌苔白腻等，治宜和胃化痰。肝气犯胃，多见胁痛脘胀、呕吐酸苦等，治宜疏肝和胃。本症可见于胃炎、幽门梗阻、颅内压增高等多种疾患。

● 生姜汁

【配方】生姜适量。

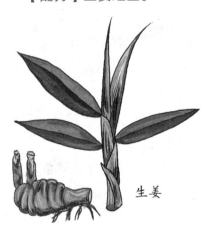

生姜

【制用法】将生姜捣汁。开水冲服少许，呕吐即止。

【功效主治】用治反胃呕吐不止。

● 绿豆胡椒汤

【配方】绿豆100粒，白胡椒10粒。

【制用法】共捣碎，水煎服。

【功效主治】用治反胃呕吐不止。

● 生姜橘皮茶

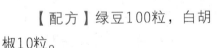

【配方】生姜、橘皮各适量。

【制用法】水煎，代茶饮。日服3次。

【功效主治】用治反胃呕吐不止。

姜汁丁香丸

【配方】丁香15个，姜汁、甘蔗汁各等份。

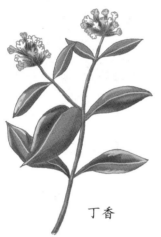

丁香

【制用法】和为丸，如莲子大，服之。每次服4～5丸。

【功效主治】用治胃炎、呕吐。

胡椒生姜汤

【配方】胡椒1克，生姜30克。

【制用法】将生姜微煨并切碎，上药以水2碗，煎至1碗，去渣。分3次温服。

【功效主治】用治反胃，呕秽吐食，数日不止。

甘蔗姜汁

【配方】甘蔗汁半杯，鲜姜汁1汤匙。

【制用法】甘蔗汁是将甘蔗剥去皮，捣烂绞取的汁液。姜汁制法与此同。将两汁和匀稍温服饮，每日2次。

【功效主治】清热解毒，和胃止呕。用治胃癌初期、妊娠反应、慢性胃病等引起的反胃吐食或干呕不止。

蜂蜜姜汁

【配方】蜂蜜2汤匙，鲜姜汁1汤匙。

【制用法】上述食材加水1汤匙调匀，放锅内蒸热。稍温顿服。

【功效主治】和胃止呕。用治反胃呕吐。

嚼生姜

【配方】生姜50克，水果糖1块。

【制用法】将生姜洗净，口嚼服下，然后口里含1块水果糖。

【功效主治】健胃止呕。临

行前服用可预防运动性呕吐，如晕车、晕船、晕机时的头晕目眩、恶心呕吐等。

醋渍胡椒丸

【配方】胡椒适量。

【制用法】醋浸，晒干，再浸，再晒，如此反复浸、晒，次数越多越好。研为细末，以醋为丸，如梧子大。每服10丸。

【功效主治】用治反胃欲吐。

半夏胡椒丸

【配方】半夏（汤洗数次）、胡椒各等份，姜汁适量。

【制用法】将前2味药共研细末，姜汁为丸，如梧子大。每次服3～5克，姜汤送服。

【功效主治】用治反胃呕吐不止、不思饮食。

蒸柿饼

【配方】柿饼（带蒂）5个。

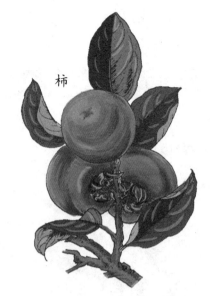

柿

【制用法】将柿饼蒸熟后食用。

【功效主治】温胃，降逆。用治胃寒呕吐、反胃。

注：将柿饼蒸熟后，蘸米酒吃，日食2次，亦有止呕疗效。

姜汁炖砂仁

【配方】生鲜姜100克，砂仁5克。

【制用法】将鲜姜洗净，切片，捣烂为泥，用纱布包好挤汁。将姜汁倒入锅内，加清水半碗，放入砂仁，隔水炖半小时，去渣即成。

【功效主治】益胃止呕。用治胃寒呕吐、腹痛、妊娠呕吐等。

● 豆腐汤

【配方】豆腐2块，盐适量，味精少许。

【制用法】水开后下料，煮20分钟。食饮。

【功效主治】清胃，止呕。用治饭后腹胀不舒、口苦发黏、舌苔厚、食无味、反酸嗳气，以及水土不服而引起的恶心呕吐等。

● 黄连紫苏汤

【配方】黄连、紫苏梗各10克。

【制用法】加水煎，去渣，频服。每日1剂。

【功效主治】用治呕吐。

● 双皮汤

【配方】陈皮10克，青皮6克，姜半夏8克，竹茹3克。

【制用法】水煎服。

【功效主治】用治呕吐。

● 鸡内金香橼皮汤

【配方】鸡内金15克，香橼皮10克。

【制用法】炒成焦黄，研为细粉，以香橼皮煎汤送服。

【功效主治】用治呕吐。

● 葡萄根竹叶汤

【配方】葡萄根30克，淡竹叶10克。

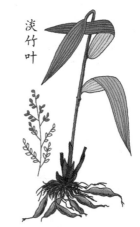

淡竹叶

【制用法】加水适量，煎汁服用。

【功效主治】用治呕吐。

胃 痛

胃痛是指上腹胃脘部近心窝处经常发生疼痛。其发病是由于饮食不调、情志刺激、脾阳素虚、感受外寒而使胃失和降所致。

● 吴茱萸苍术汤

【配方】吴茱萸、生姜、半夏、神曲、党参、砂仁（后下）各5克，枣2枚，苍术10克。

【制用法】水煎服。

【功效主治】用治胃痛。

● 逍遥散

【配方】柴胡、当归、白芍、白术各15克，茯苓20克，甘草5克，薄荷2.5克。

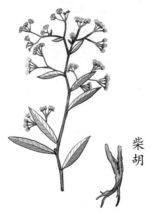

柴胡

【制用法】共研为散调服。

● 匀气散

【配方】丁香、砂仁（后下）各10克，白豆蔻、檀香、木香、藿香各15克，甘草5克。

【制用法】共研为散调服。

【功效主治】用治胃痛。

● 调胃散

【配方】柴胡、枳壳、延胡索、五灵脂各15克，白芍20克，甘草2.5克，木香、香附、乌药、川芎各10克，青皮7.5克。

【制用法】共研为散调服。

【功效主治】用治胃痛。

● 桂花根酒汤

【配方】桂花根、橄榄根、狗尾草各20克。

【制用法】酒水各半炖服，

加入瘦猪肉也可以。

【功效主治】用治胃痛不适。

仙人掌方

【配方】仙人掌适量。

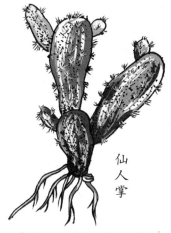

仙人掌

【制用法】取仙人掌晒干研末。每次3~4克，清水送服。或取鲜仙人掌30~40克，细切，与牛肉70克共炒，食牛肉和仙人掌。

【功效主治】用治胃痛。

山羊血

【配方】山羊血86克。

【制用法】装砂锅置炭火上浓缩为末，分3次服，服用时可加白糖少许。

【功效主治】止痛。用治胃痛。

香灵调胃散

【配方】广木香、五灵脂、延胡索各9克。

【制用法】共研细面备用。每次9克，黄酒60毫升送服，每隔3小时服1次。如无黄酒，白开水送服。

【功效主治】用治胃痛、胸满气郁、两胁发胀。

蛋壳粉

【配方】鸡蛋壳适量。

【制用法】鸡蛋壳烤焦，研为末。早晨用米汤或用酒服。

【功效主治】用治胃痛，疗效佳。

胡椒杏仁粉

【配方】胡椒9粒，大枣3颗，去皮杏仁5粒。

【制用法】上药共研末。用热米酒服下。

【功效主治】尤对虚寒胃痛有特效。

胡椒热敷

【配方】胡椒80克。

【制用法】取胡椒研细末，

装布袋，敷痛处，在其上边再用热水袋加温，发汗。

【功效主治】尤其对胃寒作痛有效。

延胡索汤

【配方】延胡索、白芍、川楝子、生甘草、海螵蛸、制香附各9克，蒲公英15克，沉香曲12克，乌药6克。

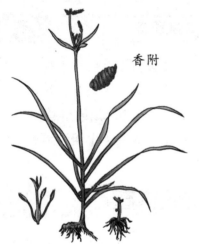

香附

【制用法】水煎服。每日1剂，分2次服下。

【功效主治】用治胃痛。

桂皮山楂汤

【配方】桂皮6克，山楂肉10克，红糖30克。

【制用法】先用水煎山楂，后入桂皮，待山楂将熟去火，滤汁入红糖，调匀，热饮。

【功效主治】用治饮食寒凉导致的胃痛。

连香散

【配方】黄连(炒炭)6克，黄柏(炒炭)3克，大黄(炒炭)4.5克，乳香9克，干姜2.4克。

【制用法】共研细末备用。胃痛不出血者，每次服0.6～0.9克；胃痛出血较少者，每次服1.5～3克；胃痛出血较多者，每次服6～9克。用白开水温服，每日3次，或每隔3小时服1次。

【功效主治】用治胃脘痛、胃出血、吞酸、呕吐等症。

双丑丸

【配方】黑丑、白丑各60克，香附150克，五灵脂15克。

【制用法】共为细末，炼蜜为丸，每丸9克，每次1丸，日服3次。

【功效主治】用治胃气不舒导致的疼痛。

寄生汤

【配方】苦楝寄生、沙梨树寄生、葵扇子各30克(捣碎)，黄皮寄生15克。

【制用法】加水煎至1碗，

早晚分服。

【功效主治】用治胃痛。实热型加救必应寄生、白节藤各15克；虚寒型加桂木寄生30克。

药料猪肚

【配方】肉桂9克，胡椒、白术、葱头各15克，猪肚1个，精盐适量。

【制用法】将猪肚洗净，再把药料拌适量精盐，填入猪肚中，放入砂锅，加适量的水，先用武火煮沸，再用文火至猪肚烂熟，空腹时吃猪肚，饮汤。每次1小碗，每日2~3次。

【功效主治】用治虚寒性胃痛。

茴香胡椒丸

【配方】小茴香10克，胡椒12克。

【制用法】两者共为细面，酒糊为丸，每次服3~6克，温酒送下。

【功效主治】散寒、理气、止痛。用治胃寒疼痛。

人参青皮汤

【配方】人参、青皮、陈皮、丁香各7克，白术5克，炮附子（先煎）、草果仁、炮干姜各4克，姜制厚朴、炙甘草各2克，生姜3片，红枣2枚。

【制用法】水煎服。每日1剂，分2次服。

【功效主治】温中祛寒。用治胃脘胀满疼痛。

猪肚粳米粥

【配方】猪肚(狗肚更佳)1具，粳米100~150克，丁香、肉桂、茴香各适量。

【制用法】将上述药物除粳米外一齐放入锅中，可再加入一些调料，如姜、葱、盐、酒、酱，文火炖至极烂，粳米煮粥兑入，空腹服，每日3次。

【功效主治】健脾温中。用治胃部疼痛。

呃 逆

呃逆是气逆上冲，喉间呃逆连声，声短而频，令人不能自制的一种病症。一般因寒气蕴蓄、燥热内盛、气郁痰阻、气血亏虚导致胃失和降、上逆动膈而形成。若在其他急慢性疾病过程中出现，则多为病势转向严重的预兆。其临床表现为呃呃连声、响亮而急促，或呃声低怯并伴有脘中冷气、口渴便秘、虚烦不安、心腹胀满等为主症。

● 荔枝干方

【配方】荔枝干7个。

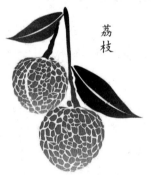

荔枝

【制用法】连皮核烧存性，研为细末。白开水送下。每次9克，每日2次。

【功效主治】止呃。用治呃逆。

● 橘皮汤

【配方】橘皮120克，生姜30克，开口川椒10粒。

【制用法】将上药入锅内，加2大碗水，煎至1碗时即可。徐徐呷之。

【功效主治】止呃，用治呃逆。

● 干姜附片热敷

【配方】干姜、附片、丁香、木香、羌活、小茴香各12克，食盐适量。

【制用法】将前6味药混合共碾成细末，贮瓶密封备用。用时取药末适量，以温开水调成糊状，敷于患者的肚脐上，盖以纱布、胶布固定。再将食盐炒热，用布包裹，趁热熨于肚脐处，冷则再炒再熨，持续40分钟，每日2～3次。

【功效主治】止呃。用治呃

逆。

白糖方

【配方】白糖1汤匙。

【制用法】呃逆打嗝时立即吃1汤匙白糖。持续打嗝6周以上者，可重复使用此法数次。

【功效主治】止呃。对呃逆有较好的疗效。

冰糖芦根水

【配方】鲜芦根100克，冰糖50克。

【制用法】加水共煮。代茶饮。

【功效主治】清热生津，除烦止呕。用治胃热引起的口臭、烦渴、呃逆、呕吐等。

沙参汤

【配方】沙参、麦冬、石斛各15克，法半夏、枇杷叶（包煎）各10克，柿蒂6克，山药18克，甘草3克。

【制用法】水煎服。

【功效主治】用治呃声急促而不连续、口干舌燥、舌红、脉细者。

二石龙牡汤

【配方】代赭石（先煎）、磁石、生龙骨、生牡蛎（先煎）各20克，陈皮12克，人参10克，木香6克。

【制用法】水煎服。每日1剂，6剂为1个疗程，病情好转停药1～2日，再服第2个疗程。

【功效主治】用治顽固性呃逆。

益气止呃汤

【配方】人参、高良姜、干姜、柿蒂各6～9克，代赭石（先煎）、吴茱萸、丁香、炙甘草各6～12克，炒白术9～20克，旋覆花（包煎）适量。

【制用法】上药共同煎汁，每日1剂，早晚分服，进食困难者可分数次服。

【功效主治】止呃。用治癌症呃逆。

便 秘

便秘指大便干结、排出困难、排便间隔时间延长，通常两三天不大便，或有便意，但排便困难者。本病发生原因常为燥热内结、气虚传送无力或阴虚血少等。

● 当归汤

【配方】当归、蜂蜜各60克，白芍9克，火麻仁30克，郁李仁、肉苁蓉各15克，黑芝麻24克，甘草6克。

【制用法】除蜂蜜外诸药水煎，冲入蜂蜜，温服。

【功效主治】用治年老或久病津液亏乏所致的便秘。

● 沙参玉竹鸭

【配方】沙参、玉竹各50克，老雄鸭1只，调料适量。

【制用法】将鸭去毛及内脏，洗净，与沙参、玉竹同入砂锅内，加葱、姜、水烧沸，文火焖煮1小时，至鸭肉烂熟，入盐、味精随意食。

【功效主治】用治肺虚久咳、胃阴亏损之肠燥便秘。

● 双仁丸

【配方】麻仁、杏仁、栝楼各等份，白蜜适量。

【制用法】前3味药共为细末，白蜜炼为丸如枣大，日服2～3丸，温开水送下。

【功效主治】清热润肠。用治热结所致的便秘。

● 松仁糯米粥

【配方】松仁15克，糯米30克。

【制用法】先煮粥，后将松仁和水研作糊状，入粥内，待2～3沸，空腹服用。

【功效主治】用治气血不足所致便秘。

● 芦荟朱砂丸

【配方】芦荟56克，朱砂4

民间偏方

克。

【制用法】将上药研细末和酒为红豆大小的丸剂，1日1次，1次4克，热水送服。

【功效主治】本方是便秘的特效药，早晨服晚上见效，晚上服翌日早晨见效。

● 冰糖香蕉羹

【配方】香蕉1～2个，冰糖适量。

【制用法】将香蕉去皮，加冰糖适量，隔水炖服，每日1～2次，连服数日。

【功效主治】用治津枯肠燥之便秘。

● 人参白术汤

【配方】人参9克，白术、茯苓各12克，黄芪15克，黄精、当归、柏子仁(冲)、松子仁(冲)各10克，甘草7克。

【制用法】水煎服。每日1剂，分2次服。

【功效主治】用治气虚便秘。

● 猪脊瘦肉粥

【配方】猪脊瘦肉、粳米各100克，茴香、食盐、香油、川椒粉各少许。

【制用法】先将猪脊肉切成小块，在香油中稍炒，后入粳米煮粥，将熟，入茴香、川椒、食盐等，再煮1～2沸，早晚空腹食。

【功效主治】用治热病伤津之便秘。

● 白术苍术汤

【配方】白术、苍术、肉苁蓉各50克，枳壳10克。

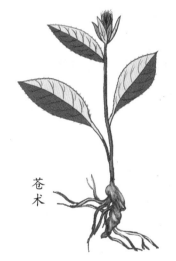

苍术

【制用法】上药共煎2次，每次以文火煎1小时以上，取浓液1碗，然后将渣除去，再将2次药液合并煮至半碗，1次温服。7岁以下儿童适当减量。

【功效主治】用治气虚性便秘。

腹 泻

腹泻不同于传染病中的痢疾或霍乱症，恰与便秘相反，时时有稀屎排泄，有时会大便失禁。其发生的原因，有的是摄入腐败的食物刺激肠道发生炎症；有的是胃肠消化力衰弱或食物未曾嚼烂，导致食物未完全消化，进入大肠后，受大肠里的细菌作用而发生腐败，肠黏膜受此腐败物刺激，使肠的分泌亢进，不仅会腹泻，有时还会发高热。

● 番石榴汤

【配方】番石榴2～3个，蜂蜜少许。

【制用法】将番石榴去外壳，取果肉，加水1碗半，煎至大半碗，去渣，加蜂蜜调味，1日分2～3次饮用。

【功效主治】用治消化不良所致的腹泻。

● 姜丝红茶

【配方】红茶、干姜丝各3克。

【制用法】将两者放瓷杯中，以沸水100毫升冲泡，加盖闷10分钟，代茶随意服，饮完可再冲。

【功效主治】用治感受寒邪所致的腹泻。

● 山药羊肉粥

【配方】鲜山药500克，羊肉、糯米各250克。

【制用法】将羊肉去筋膜，洗净，切碎，与山药同煮烂，研泥，下糯米，共煮为粥，早晚餐温热服食。

【功效主治】用治脾肾阳虚所致的慢性腹泻。

● 黄连粉

【配方】生姜160克，黄连40克。

【制用法】上药均切成黄豆粒大小的小块。用文火烤，待生姜烤透时，去生姜，只将黄连研末，1次4克，空腹频服。

【功效主治】用治慢性腹泻。

老鹳草汤

【配方】老鹳草7.5～11克。

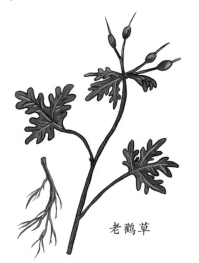

老鹳草

【制用法】用180毫升水煎至一半服用。

【功效主治】用治腹泻、腹痛。

【备注】在立夏前后采集的老鹳草疗效最佳。

三鲜饮

【配方】鲜藿香15克，鲜荷叶、鲜扁豆叶、六一散（包煎）各9克。

【制用法】水煎服。每日1剂，分3次服下。

【功效主治】用治暑热腹泻。

茄根榴皮汤

【配方】茄子根15克，石榴皮4.5克。

【制用法】水煎服。每日1剂。

【功效主治】用治慢性腹泻。

防风汤

【配方】防风15克。

【制用法】水煎服。每日1剂，服1次，连服20日。

【功效主治】用治慢性腹泻。

二术汤

【配方】白术30克，苍术、车前子（包煎）各15克，干姜6克。

【制用法】水煎，每日1剂，分2次服下。

【功效主治】用治寒湿性腹泻。

朱蕉汤

【配方】朱蕉、桐根、朱槿根各适量。

【制用法】以上3味药各取

10～15克，水煎服，每日1剂，分3次温服。

【功效主治】用治各种原因引起的腹泻、腹胀、腹痛，亦可用于治疗痢疾便下红白、里急后重等症。

敷脐方

【配方】田螺2粒，羊矢14粒，槟榔9克，鲜车前草5株。

【制用法】将上药共捣烂如泥，以纱布包裹后熏热，外敷脐部约半小时以上，待小便通利后揭去。

【功效主治】用治湿热型泄泻。

赤石脂汤

【配方】赤石脂（包煎）18克，炒白术9克，干姜3克，麦芽15克。

【制用法】每日1剂，水煎2次服。

【功效主治】用治虚寒型久泻。

黄芪汤

【配方】黄芪、薏苡仁各15克，公丁香2克，白术、茯苓、

条参、法半夏各10克，陈皮、诃子、白豆蔻各6克，粟壳4克，甘草5克。

【制用法】水煎服。每日1剂，日服3次。

【功效主治】主要用治慢性腹泻，尤其适宜于婴幼儿因长期腹泻用西药治疗不效者。

黄芪白术汤

【配方】黄芪15克，炒白术、苍术各10克，柴胡6克，羌活、防风、升麻、陈皮、葛根、六曲、猪苓、泽泻各3克。

【制用法】水煎服。

【功效主治】用治久泻。

【备注】泄泻日久属脾虚清阳不升者，当以升发清阳为主。

车前子汤

【配方】防风、柴胡各5克，陈皮、白术、焦六曲各10克，茯苓15克，炒薏苡仁、车前子（包煎）各30克，黄连3克。

【制用法】水煎服。

【功效主治】用治泄泻日久不愈、便稀不成形、嗳气食少、稍多食或情绪紧张之时则泄泻。

● 石榴皮粉

【配方】冻石榴皮适量。

【制用法】焙干，研细末，每次服15克，米汤送服。

【功效主治】用治顽固性久泻不止者。

● 无花果叶方

【配方】无花果鲜叶100克，红糖适量。

【制用法】将无花果鲜叶切碎，加入红糖同炒研末。以开水送服，1次喝下。

【功效主治】用治多年腹泻不愈。

● 葛粉饮

【配方】葛粉30克。

【制用法】以一杯水的量煮葛粉，饮用前可加入少许砂糖。

【功效主治】服用这种食品，能治疗肠胃炎。用治感冒引起的泄泻，也有很好的治疗效果。

● 地肤子地榆汤

【配方】地肤子30~50克，地榆25克，石榴皮10克。

【制用法】水煎服。每日分2~3次服。

【功效主治】用治肠炎泄泻。

● 吴萸丸

【配方】吴茱萸、肉豆蔻各50克，小米100克。

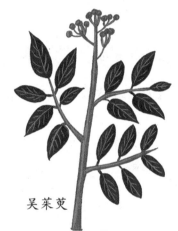

吴茱萸

【制用法】炒焦，研细，共为蜜丸，每次服10克，每日2次，温水送下。

【功效主治】用治肠炎引起的久泻。

● 葛根黄连汤

【配方】葛根20克，黄连5克，黄芩10克，生甘草7.5克。

【制用法】水煎服。

【功效主治】用治急性肠炎引起的腹泻。

消化不良

这种症状没什么痛苦，因为只是腹内食物多而未被完全消化吸收，不像一般的腹胀，会感到不舒服，但因食物未完全被消化而无法被完全吸收，致身体日益消瘦，因此不能不加以注意。

● 麦芽神曲汤

【配方】大麦芽、六神曲各20克。

【制用法】水煎服。早晚各1次空腹服。

【功效主治】益气调中，化食下气。用治胃肠虚弱而致的消化不良、饱闷腹胀。

● 药料炖野鸭

【配方】野鸭1只，怀山药50克，党参、生姜各25克，盐少许。

【制用法】将野鸭去毛及内脏，洗净，同其他药和食材加水共炖。食鸭肉饮汤，每日2次。

【功效主治】和胃消食。用治肠胃虚弱而致的消化不良、食欲不佳。

● 煮鹌鹑

【配方】鹌鹑1只，党参25克，怀山药50克，盐少许。

【制用法】鹌鹑去毛及内脏等，与其他各味药和盐加水共煮熟。吃肉饮汤。

【功效主治】补中益气，强筋壮骨。用治脾胃虚弱之不思饮食、消化不良等。

● 芡莲猪尾汤

【配方】猪尾1个(细小的加倍)，芡实、莲子各75克，红枣7枚，酱油、盐各少许。

【制用法】把猪尾上的肥肉切去，洗净，切成小段。红枣去核。然后将芡实、莲子、红枣放进砂锅内，加水3大碗，大火煎煮。水沸下入猪尾，煮2小时以上，猪尾熟烂时放调料即成。

【功效主治】健脾补肾，止泻祛湿。用治脾胃虚弱引起的消化不良、腹胀、便溏，或小便不利、肢体水肿，身体困倦、气短懒言等。常人食用，对健康也有裨益。

● 山药粟米粥

【配方】粟米(即小米)50克，怀山药25克，白糖适量。

【制用法】按常法共煮作粥。每日食用2次。

【功效主治】补益脾胃，清热利尿。治消化不良，可作小儿脾胃虚弱调养之用。

● 五香锅巴散

【配方】锅巴焦100克，砂仁（后下）、小茴香、橘皮、花椒、茅术各10克。

【制用法】以上各味药共捣碎，研成细末。每日2次，每次服5～10克。

【功效主治】健脾开胃，消食消胀。用治消化不良、腹部胀

闷、不思饮食，对慢性胃炎亦有疗效。

● 萝卜酸梅汤

【配方】鲜萝卜250克，酸梅2枚，精盐少许。

【制用法】将萝卜洗净，切片，加清水3碗同酸梅共煮，煎至1碗半，加精盐调味。

【功效主治】化积滞，化痰热，下气生津。用治食积、饭后烧心、腹胀、胁痛、气逆等。

● 萝卜饼

【配方】白萝卜、面粉各150克，瘦猪肉60克，姜、葱、盐、豆油各适量。

【制用法】将白萝卜洗净切丝，用豆油翻炒至五成熟时待用。将肉剁碎，加萝卜丝和调料调成萝卜馅。将面粉加水和成面团，揪成面剂，擀成薄片，填入萝卜馅，制成夹心小饼，放锅内烙熟即成。

【功效主治】健胃理气，消食化痰。用治食欲不振、消化不良、咳喘多痰等。

胃、十二指肠溃疡

　　胃溃疡和十二指肠溃疡虽然发生的部位不同，但发生溃疡的原因大致相同，所以疗法也大致相同。胃酸和胃蛋白酶对黏膜自身消化是其主因之一。胃溃疡痛的部位常在胸骨之下，大多是在饭后痛。十二指肠溃疡症状和胃溃疡差不多，发生的原因也大致相同，但是疼痛的部位是在心窝部偏右方，十二指肠溃疡大多在饥饿时疼痛，或是食后半夜作痛。

　　严重的溃疡会大量出血而成休克状态，若迁延不治，可导致穿孔、幽门狭窄和严重的腹膜炎等并发症，会危及生命，所以平常如见大便为深咖啡色或黑色时，就应引起重视，可能是胃溃疡或十二指肠溃疡的征兆。

● 制附片汤

　　【配方】制附片、炒白术、高良姜、香附末、炒枳壳、干姜炭各10克，醋煅大黄炭6克。

　　【制用法】水煎，头煎、二煎混合，早、午、晚饭后分服。

　　【功效主治】温中散寒，行气止痛。用治慢性胃炎、胃及十二指肠溃疡病。

● 党参养胃汤

　　【配方】党参、茯苓、砂仁（后下）各9克，黄芪、陈皮各10克，白术、桂枝、干姜各6克，白芍5克，甘草3克，木香8克。

　　【制用法】水煎服。每日1剂，早晚分服。

　　【功效主治】温脾养胃。用治脾胃虚寒所致的溃疡病。

● 蒲黄汤

　　【配方】蒲黄（包煎）、赤芍药、丹参各9克，五灵脂（包煎）12克，延胡索10克，檀香（后下）、砂仁（后下）各6克，枳壳9克。

　　【制用法】水煎服。每日1

剂，分2次服。

【功效主治】活血通络。用治血瘀络阻所致的溃疡病。

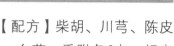

柴胡香附汤

【配方】柴胡、川芎、陈皮各9克，白芍、香附各6克，枳壳10克，甘草、广木香、砂仁（后下）各5克。

【制用法】水煎服，每日1剂，分2次服。

【功效主治】疏肝和胃。用治肝胃不和所致的溃疡病。

舒肝和胃汤

【配方】当归、炒白芍、五灵脂（包煎）、川楝子各12克，佛手、乌贼骨各15克，生薏苡仁24克，白檀香(后下)、炙甘草各9克。

【制用法】水煎服。每日早晚分服。

【功效主治】用治胃及十二指肠球部溃疡和慢性胃炎。

及灵散

【配方】白及、枳实各45克，碳酸氢钠10克，痢特灵片（呋喃唑酮）3克，共研细末贮瓶备用。

【制用法】饭前内服，每日3次，每次3克，小儿用量酌减。

【功效主治】用治胃及十二指肠溃疡。

益母草汤

【配方】白屈菜100克，益母草200克，万年蒿300克，蜂蜜500克。草药用鲜品疗效更佳，但用量要加倍。

【制用法】加水浸泡2小时，煎煮1小时，过滤，再将残渣加水煎煮1小时，过滤。2次药液合并，浓缩为4000毫升，冲入蜂蜜加热调匀即成，每日3次，每次口服150毫升，1剂为1个疗程，10日服完。

【功效主治】用治胃及十二指肠溃疡。

蚌贝散

【配方】淮蚌粉90克，贝母50克，甘草30克，红糖60克。

【制用法】共为细面。日服3次，每次3克。

【功效主治】用治胃及十二指肠溃疡。

溃疡散

【配方】黄芪、党参、白芍、延胡索、煅瓦楞子、川楝子、象贝母各3克，白及2克，三七1.5克。

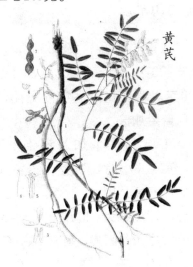
黄芪

【制用法】共研极细末，过筛混合，日服3次，每次服6克，温开水送下。亦可将药粉分装胶囊中吞服。

【功效主治】用治胃及十二指肠球部溃疡。

生姜猪肚

【配方】猪肚1个，生姜250克。

【制用法】将猪肚洗净后，塞入生姜(切碎)，结扎好后放入砂锅，加水若干，以文火煮至猪肚熟而较烂为度，使姜汁渗透到猪肚。服时只吃猪肚和汤，不吃姜。如汤味辣，可冲开水。每个猪肚可吃3~4日，连续吃8~10个。

【功效主治】用治寒、湿、虚证的胃及十二指肠溃疡。

甘陈汤

【配方】生甘草12克，陈皮6克，蜂蜜60克。

【制用法】先煎前2味药至200~400毫升，冲入蜂蜜，每日分3次服。

【功效主治】用治胃及十二指肠溃疡。

二皮苏打散

【配方】白鲜皮200克，牡丹皮、乌贼骨、炒苍术各100克，药用碳酸氢钠50克。

【制用法】将前4味药研末过100目筛，加入小苏打拌匀备用。成人每次服10~15克，小儿酌减。日服2~3次，饭前或发作时用温开水送下。

【功效主治】用治胃及十二指肠溃疡。

民间偏方

锅焦白菜心

【配方】深黄色锅焦1大碗，白菜心或小白菜100克，虾米6克，猪油、精盐各适量。

【制用法】白菜心洗净，切碎，备用；将锅焦放入铁锅内，加冷水两大碗，用中火烧开煮烂，约沸5分钟，然后放入白菜心、虾米、猪油、精盐，再煮5分钟即可。溃疡病人午餐食之甚宜。

【功效主治】补气运脾，消食止泻，制酸，并可促进溃疡面愈合。用治溃疡。

糯米枣粥

【配方】糯米100克，红枣8克。

【制用法】按常法煮粥，煮至极烂。日常食用。

【功效主治】养胃健脾。对胃及十二指肠溃疡、慢性胃炎有辅助治疗功效。

蜂蜜方

【配方】蜂蜜适量。

【制用法】每次饭前一个半小时或饭后3小时服用，坚持1个疗程(2个月)。

【功效主治】润肠通便。对胃及十二指肠溃疡有较为明显的疗效。它不仅能健胃、润肠和通便，还能抑制胃酸分泌，减少对胃黏膜的刺激而缓解疼痛。

牛奶蜂蜜方

【配方】牛奶250毫升，蜂蜜50克，白及粉10克。

【制用法】将牛奶煮沸，调入蜂蜜及白及粉。每日1次，经常服用可收效。

【功效主治】温中补虚。用治胃及十二指肠溃疡。

土豆汁蜂蜜方

【配方】土豆汁100毫升，白及、枳实各60克，诃子肉90克，蜂蜜500克。

【制用法】先将3味中药共研成细粉，再加入土豆汁、蜂蜜搅拌均匀，装在容器内备用。每日3次，每次1汤匙，2周为1个疗程。病情较重者可连续服1个月。服药期间忌吃辛辣和不易消化的食品。

【功效主治】和中养胃。用治胃及十二指肠溃疡。

高血压病

高血压病主要是由于高级神经中枢调节血压功能紊乱所引起的，是以体循环动脉血压升高为主要表现的一种疾病。

高血压病患者，其症状因人而异，其普遍存在的症状有如下几种：

（1）容易发怒，似有事在身感到紧张，有时却感到百无聊赖；

（2）对一切不达观，感觉人生无乐趣，日间想睡，夜晚失眠，有神经衰弱现象；

（3）头痛头晕，眩晕状态轻微，如登高俯视会有轻微眩晕的感觉；

（4）常有耳鸣的现象，头顶或眼周围时感疼痛；

（5）走路两脚不稳，如腾云驾雾般，头重脚轻，头部感觉有重压，行动呼吸急促，腹部有鼓胀感，胸口有如重物压迫，面色微红，手脚冰冷。

高血压病患者在日常饮食方面，宜忌口的三种食品：①刺激食品，如烈酒、咖啡、红茶；②含盐较多的食物；③动物性脂肪类食物。除此之外，中国民间长年流传下来的许多食疗法，可用来一试，以期降低血压，减轻症状。

此病是当前威胁人类健康的重要疾病，它是脑卒中和冠心病的主要危险因素之一。在早期和中期，症状往往不明显而为人们所忽视，而一旦出现心脑血管并发症，则会变成难以控制的局面，因而被称为"无声的杀手"。

当收缩期血压（收缩压）达到140毫米汞柱，舒张期血压（舒张压）达到90毫米汞柱时，称为临界高血压。当收缩压或舒张压超过上述数值，则称为高血压。

● 松花淡菜粥

【配方】松花蛋1个，淡菜、大米各50克，精盐适量。

【制用法】松花蛋去皮，淡菜浸泡洗净，同大米共煮作粥，可加精盐调味。食蛋、菜，饮粥，每早空腹食用。

【功效主治】清心降火。用治高血压、耳鸣、眩晕、牙齿肿痛等。

● 柠檬荸荠汤

【配方】柠檬1个，荸荠10个。

【制用法】水煎。可食可饮，常服有效。

【功效主治】用治高血压，对心肌梗死患者改善症状也大有益处。

● 鲜葫芦蜜汁

【配方】鲜葫芦、蜂蜜各适量。

【制用法】将鲜葫芦捣烂绞取其汁，以蜂蜜调匀。每次服半杯至1杯，每日2次。

【功效主治】除烦降压。用治高血压引起的烦热口渴症。

● 鲜西红柿蘸糖

【配方】鲜西红柿2个，白糖适量。

【制用法】将西红柿洗净，蘸白糖每早空腹吃。

【功效主治】清热降压，止血。用治血压高、眼底出血。

● 菊槐绿茶饮

【配方】菊花、槐花、绿茶各3克。

【制用法】以沸水沏，待温后频频饮用。平时可当茶饮。

【功效主治】清热散风。用治高血压引起的头晕头痛。

● 莲心饮

【配方】莲子心(莲子中的胚芽)2～3克。

【制用法】以开水沏，代茶饮用。

【功效主治】清心涩精，止血降压。用治高血压引起的头昏脑涨、心悸、失眠等。

● 玉米须煎饮

【配方】玉米须60克。

【制用法】将玉米须晒干，洗净，加水煎。每日饮3次。

【功效主治】利水降压。用治高血压。

山楂茶

【配方】山楂10枚，冰糖少许。

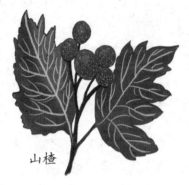

山楂

【制用法】将山楂捣碎，加冰糖煎服。

【功效主治】软化血管，降低血脂。用治高血压病。

柿漆牛奶饮

【配方】柿漆(即未成熟柿子榨汁)30毫升，牛奶1大碗。

【制用法】牛奶热沸，倒入柿漆。分3次服。

【功效主治】清热降压。用治高血压。对有中风倾向者，可作急救用。

猪胆汁绿豆粉

【配方】猪苦胆汁200毫升，绿豆粉100克。

【制用法】将绿豆粉拌入胆汁内，晒干，研成细末。每次服10克，日服2次。

【功效主治】清热平肝。用治高血压。

玉兰鱼球

【配方】生鱼肉(草鱼或海鱼肉均可)200克，玉兰花瓣15个，鸡蛋5个，味精、料酒、香油及精盐各适量。

【制用法】将鱼肉去刺切碎，玉兰花切成丝或末，两者混拌成泥。取蛋清，用筷子搅匀发稠，放入少许香油、料酒、味精及精盐。然后将鱼肉玉兰泥做成数个小球，放入配好的蛋清中蘸匀，捞出后码在盘子中央。将整盘玉兰鱼球放在开锅的蒸屉上蒸5分钟。食用。

【功效主治】养阴润燥祛风。用治高血压之虚火上升头痛尤为适宜。

黄瓜藤汤

【配方】干黄瓜藤1把。

【制用法】洗净加水煎成浓汤。每日2次，每次1小杯。

【功效主治】清热利尿。用

治高血压。

 黑木耳柿饼汤

【配方】黑木耳6克，柿饼50克，冰糖少许。

【制用法】加水共煮至烂。此方为1日服用量，久食有效。

【功效主治】清热润燥。用治老年人高血压。

 白芍杜仲汤

【配方】生白芍、生杜仲、夏枯草各15克，生黄芩6克。

【制用法】将生白芍、生杜仲、夏枯草先煎半小时，再入生黄芩，继续煎5分钟。早晚各服1次。

【功效主治】用治单纯性高血压头晕且无其他症状者。

 海带根粉

【配方】海带根适量。

【制用法】将海带根晒干粉碎为末。每次服6~12克，每日1~2次，温水送服。

【功效主治】清热利水，祛脂降压。用治高血压病。

 槐花菊花茶

【配方】槐花、菊花、绿茶各5克。

【制用法】混匀，沸水冲泡，5分钟后代茶饮。每日1剂。

【功效主治】用治高血压病头痛、头晕有较好的效果。

 芹菜大枣汤

【配方】鲜芹菜(下段茎)60克，大枣30克。

【制用法】水煎。日服2次，连服1个月。

【功效主治】降血压，降低胆固醇。用治高血压病、冠心病、胆固醇过高等症。

 向日葵叶汤

【配方】向日葵叶30克(鲜的用60克)。

【制用法】将向日葵叶煎浓汤。服用，早晚各1次，连服7日。

【功效主治】降低血压。用治高血压病。

低血压

低血压主要是由于高级神经中枢调节血压功能紊乱所引起的，以体循环动脉血压偏低为主要症状的一种疾病。成人如收缩压持续低于90毫米汞柱，并伴有不适症候时，一般即称为低血压。通常表现为头晕、气短、心慌、乏力、健忘、失眠、神疲易倦、注意力不集中等。女性可有月经量少、持续时间短的表现。原发性低血压，又称体质性低血压，女多于男，有家族倾向，多见于体弱与长期卧床的老人。继发性低血压的原因很多，如凡可导致心排血量或循环血量减少的心血管病、甲状腺或肾上腺及垂体前叶功能减退等内分泌病、恶性肿瘤后期、重症糖尿病等慢性消耗性疾病等，均可继发；而体位性低血压可因自主神经功能失调，或压力感受器功能失调引起。

中医学认为，本病的发生与肾精不足、肾阳亏虚、心脾两虚、气血不足及痰阻气机有关。

鹿茸粉

【配方】鹿茸粉0.3克。

【制用法】灌入胶囊，每日1丸，或纳入鸡蛋内蒸熟吃。每日空腹服，连服10～20日，血压正常即停。

【功效主治】用治低血压病。

制附片枸杞子汤

【配方】制附片、熟地黄、山茱萸各10克，肉桂（后下）、淫羊藿、枸杞子各9克，补骨脂、黄精各12克。

【制用法】水煎服。每日1剂，分2次服。

【功效主治】温肾填精。用治肾精亏损所致低血压。临床出现的主要症状有头晕耳鸣，健忘，腰酸腿软，神疲嗜睡，畏寒，手足不温，夜多小便，舌质淡胖、苔薄白，脉沉细。

【备注】肢冷加巴戟天、鹿

角片、紫河车；舌红、口干，加生地黄、麦冬；气短神疲、头晕欲倒，加人参；脉率缓慢、怕冷，加干姜、细辛，酌用麻黄；舌质偏黯或青紫，加川芎、当归、红花。

独参汤

【配方】人参9克。

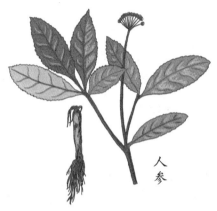

人参

【制用法】煎汤服。

【功效主治】用治低血压病。

西洋参茯苓炖瘦肉

【配方】西洋参切片、五味子各6克，茯苓片12克，麦冬15克，生姜3片，精瘦肉100～150克，精盐、味精各适量。

【制用法】先将药物放入砂锅内，加冷水浸泡20分钟后，武火煮沸入瘦肉，文火炖煮25～30分钟即可，加精盐和味精调味。每日1剂，分2次喝汤食肉，连进5～7剂。

【功效主治】用治低血压病。

肉桂甘草茶

【配方】肉桂、桂枝、炙甘草各9克。

【制用法】开水泡。当茶饮，连服10～20日。

【功效主治】用治低血压病。

参麦汤

【配方】人参、麦冬、五味子各6～9克。

【制用法】水煎。频服，连服1周。

【功效主治】用治低血压病。

糯米鱼粥

【配方】人参、麦冬、五味子各5克，糯米10克，鱼1条。

【制用法】先将上述3药水煎服，取煎液；再把鱼刮鳞去肚杂，加糯米及上述煎液煮粥。食粥，每周2次，连服9周。

【功效主治】用治低血压证属气阴两虚者，效果较好。

糖尿病

糖尿病又称消渴症，是一种由胰岛素分泌相对不足或胰高血糖素不适当地分泌过多而引起的以糖代谢紊乱、血糖增高为主要特征的全身慢性代谢性疾病。此病早期无症状，随其发展可出现多尿、多饮、多食、疲乏、消瘦、血糖含量增高，或并发急性感染、肺结核、动脉粥样硬化、末梢神经炎、趾端坏死等。中医学认为，本病是由于饮食不节、情志不调、恣意纵欲、热病火燥等造成。多见于40岁以上喜欢吃甜食而肥胖的病人，脑力劳动者居多。创伤、精神刺激、多次妊娠，以及某些药物(如肾上腺糖皮质激素、女性避孕药等)是诱发或加重此病的因素。发病时常伴有四肢酸痛、麻木感、视力模糊等症。

● 枸杞茶

【配方】枸杞子10克。

【制用法】将枸杞子加水300毫升，煮沸1～2分钟，待冷后，早餐前将浓汁服完，之后反复冲开水代茶饮，每日4～5杯(每杯200毫升)，临睡前将枸杞子连水一起细嚼咽下。

【功效主治】用治糖尿病。

● 冬瓜子麦冬汤

【配方】冬瓜子30克，麦冬10～15克，黄连5克。

【制用法】水煎服。

【功效主治】用治消渴饮水不止、小便频多的糖尿病患者。

● 土人参金樱子根汤

【配方】土人参、金樱子根各60克。

【制用法】水煎服。

【功效主治】用治多饮多尿的糖尿病患者。

● 番薯叶冬瓜汤

【配方】番薯叶150克，冬瓜(连皮)200克。

【制用法】将番薯叶和冬瓜加水500毫升，煮至冬瓜酥烂。分1～2次服。

【功效主治】用治糖尿病。

● 苡仁山药粥

【配方】薏苡仁、山药各50克，粳米100克。

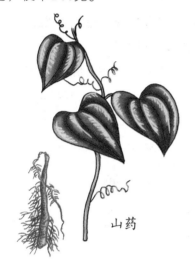

山药

【制用法】洗净加清水1500毫升，慢熬成粥，分3～4次空腹服。

【功效主治】补中利湿，固肾止泻。用于治疗糖尿病、口渴。

● 圆葱

【配方】圆葱（洋葱）100克，麻油适量。

【制用法】将圆葱洗净，开水烫过，切细，加麻油调味。佐餐食之，每日2次。

【功效主治】用治糖尿病、高血压、动脉硬化。

● 胡萝卜粥

【配方】新鲜胡萝卜适量，粳米250克。

【制用法】将胡萝卜切碎，同粳米一起煮粥。可供早晚餐服食。

【功效主治】清热解毒，健脾化滞。用治糖尿病、高血压。

● 柿子叶

【配方】鲜柿叶适量。

【制用法】将柿子叶洗净，以食盐浸渍。每日吃5～6片。

【功效主治】用治糖尿病。

● 蘑菇

【配方】蘑菇适量。

【制用法】做菜或煮汁饮服，常用。

【功效主治】用治糖尿病。蘑菇培养液具有降血糖作用，常食蘑菇有益于改善糖尿病症状。

● 糯稻秆

【配方】糯稻秆10克。

【制用法】将糯稻秆切碎，炒后用沸水泡，每日1剂代茶饮。

【功效主治】用治糖尿病口渴咽干。

● 菠菜根粥

【配方】鲜菠菜根250克，鸡内金10克，大米50克。

【制用法】菠菜根洗净，切碎，加水同鸡内金共煎煮30～40分钟，然后下米煮成烂粥。每日分2次连菜与粥服食。

【功效主治】止渴，润燥，养胃。用治糖尿病。

● 蚕茧汤

【配方】蚕茧(连蛹)10枚，或乱丝绵15克。

【制用法】煎汤，代茶饮。

【功效主治】用治上消大渴的糖尿病患者。

● 生地姜汁

【配方】生地黄1500克，生姜250克，麦冬(去心)1000克。

【制用法】共入石臼内捣烂，取汁，文火熬，稀稠适度，收贮。每次服1匙，不拘时服用，温开水送服。

【功效主治】用治口渴型糖尿病。

● 糯米桑根茶

【配方】糯米(炒黄)、桑根白皮各等份。

【制用法】每次用30～50克，水1大碗，煮至半碗。渴则饮之，不拘时。

【功效主治】用治糖尿病。

● 菟丝子丸

【配方】菟丝子适量。

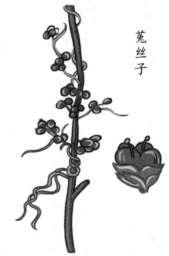

菟丝子

【制用法】拣净水洗，酒浸3日，沥干，捣碎，焙干再研细末，炼蜜为丸，如梧子大。日服2～3次，饭前服5～10克。或装入胶囊，米汤调下。

【功效主治】用治上消饮水不止的糖尿病。

黑木耳扁豆粉

【配方】黑木耳、扁豆各等份。

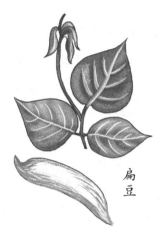

扁豆

【制用法】将上2味药洗净晒干，共研成面。每次9克，白开水送服。

【功效主治】益气清热，祛湿。用治糖尿病。

独参汤

【配方】生晒参、红参、西洋参(任选其中一味药)适量。

【制用法】每日用2～6克，加开水100毫升，隔水炖2小时。温服，药渣可同时嚼碎服下。

【功效主治】用治气阴两虚型尿糖、血糖明显异常的糖尿病。

冷开水茶

【配方】茶叶10克(以未经加工的粗茶为佳，大叶绿茶次之)。

【制用法】取200毫升冷开水浸泡茶叶5个小时即可。

【功效主治】用治糖尿病。

注：禁用温开水冲泡，否则会失去疗效。

煮玉米粒

【配方】玉米粒500克。

【制用法】加水煎煮至玉米粒熟烂。分4次服食。

【功效主治】清热利尿，降低血糖。用治糖尿病尿味甜、身有浮肿、尿量增多。

绿豆萝梨汤

【配方】绿豆200克，青萝卜250克(切片)，雪梨2个(去皮核，切片)。

【制用法】先将绿豆加水700毫升，煮至豆瓣开裂时，再将青萝卜、雪梨一同加入，共煮至熟透。分多次连渣服。

【功效主治】用治糖尿病。

● 豇豆山药汤

【配方】带皮嫩豇豆50克，山药30克。

【制用法】加水400毫升，煎至200毫升，去渣取汁。分2次服。

【功效主治】用治糖尿病口渴、尿多。

● 醋蛋

【配方】鸡蛋5枚，醋400毫升。

【制用法】将鲜鸡蛋打碎，置碗中，加醋150毫升，调和后放置36小时，再加醋250毫升，搅匀即成。上述量分5～7天服完。

【功效主治】降血糖。用治糖尿病。

● 番茄花粉茶

【配方】番茄40克，西瓜皮、冬瓜皮、天花粉各30克。

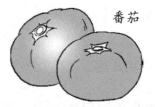

番茄

【制用法】番茄洗净切片，同西瓜皮、冬瓜皮、天花粉水煎2次，每次用水500毫升，煎半小时，2次药汁混合，去渣取汁。代茶饮。

【功效主治】用治糖尿病。

● 蒸鲜山药

【配方】山药120克。

【制用法】将山药洗净蒸熟。饭前1次吃完，每日2次。

【功效主治】补脾止泻，补肾收摄。用治糖尿病之口渴、尿多、易饥。

● 桃胶玉米须汤

【配方】桃树胶15～25克，玉米须30～60克。

【制用法】2味药加水共煎汁。日饮2次。

【功效主治】平肝清热，利尿祛湿，和血益气。用治糖尿病。

冠心病

冠心病是冠状动脉性心脏病的简称，常因冠状动脉粥样硬化产生管腔狭窄或闭塞，导致冠状动脉血液供应不足，使心肌缺氧而引起，是临床上最为常见的一种心血管疾病，在我国发病率较高。其形成原因多与体内脂质代谢调节紊乱和血管壁的正常功能和结构被破坏有关。主要表现为心绞痛、心肌梗死、心律失常、心力衰竭或猝死等。发病以中老年人居多。中医学认为，年老体衰、情志、饮食、劳逸等因素与本病的发生有关，属"胸痹""真心痛""厥心痛"范畴。

● 丹参茶

【配方】丹参20克。

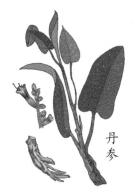

丹参

【制用法】水煎常服。

【功效主治】用治冠心病、脑血栓。

● 葛根汤

【配方】葛根30克。

【制用法】水煎常服。

【功效主治】用治冠心病，并对脑血栓、突发性耳聋有效。

● 川芎茶

【配方】川芎10克。

【制用法】水煎常服。

【功效主治】用治冠心病，也可用治脑血栓。有降血压作用，可用治高血压。

● 银杏叶茶

【配方】银杏叶30克。

【制用法】水煎常服。

【功效主治】用治冠心病及高血压。

● 首乌黑豆炖山甲

【配方】何首乌、黑豆各60克，穿山甲肉250克，麻油、精盐各适量。

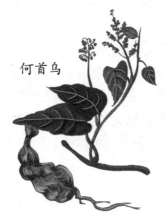

何首乌

【制用法】将穿山甲肉洗净切碎，放入砂锅内炝汁炒透，加入何首乌、黑豆，再加清水约3碗。先用旺火，后用文火熬汤，最后加精盐、麻油调味。饮汤吃肉，每日2次。

【功效主治】活血逐瘀，降血脂。用治动脉粥样硬化引起的冠心病。

● 陈皮兔丁

【配方】兔肉200克，食用油100毫升，陈皮5克，酱油、精盐、醋、料酒、葱、姜、干辣椒、白糖、味精各适量。

【制用法】将兔肉切作丁，入碗中，加精盐、食用油、料酒、葱、姜等，拌匀，干辣椒切丝。陈皮温水浸泡切成小块，味精、白糖、酱油加水兑汁。铁锅置火上，倒入食用油烧至七成热，放干辣椒丝炸成焦黄色，下兔丁炒，加陈皮、姜、葱，继续炒至兔丁发酥，烹汁和醋，将汁收干，起锅入盘即成。

【功效主治】理气健胃，补益心血。用治冠心病。

心绞痛

心绞痛是一种由冠状动脉供血不足、心肌急剧的暂时的缺血与缺氧而致发作性前胸疼痛或压榨感为特点的临床症候。

心绞痛的发作多在劳累、激动、受寒、饱食、吸烟时。发作时心电图有心肌缺血等表现。

● 摊敷栀子桃仁糊

【配方】栀子、桃仁各12克，蜂蜜30克。

【制用法】将2药研末，加蜜调成糊状。把糊状药摊敷在心前区，纱布敷盖，第一周每3日换药1次，以后每周换药1次，6次为1个疗程。

【功效主治】用治心绞痛。

● 瓜蒌白酒饮

【配方】瓜蒌、薤白各12克，白酒适量。

【制用法】将3味药加水慢火同煎。1日2次，饭后服用。

【功效主治】用治心绞痛。

● 榕树根汤

【配方】老榕树根、余甘根各30克，菁草根15克。

【制用法】上药共入锅煎水。饭后服，每周服药6天，连服4周为1个疗程。

【功效主治】用治心绞痛。

● 青柿子蜜汁

【配方】七成熟的青柿子1000克，蜂蜜2000克。

【制用法】将柿子洗净去柿蒂，切碎捣烂，用消毒纱布绞汁，再将汁放入砂锅内，先用大火后改小火煎至浓稠时，加蜂蜜，再熬至黏稠，停火，冷却，装瓶。开水冲饮，每次1汤匙，日3次。

【功效主治】用治心绞痛。

● 西洋参琥珀粉

【配方】西洋参、川三七、

鸡内金、琥珀、珍珠粉各10克，人工麝香0.3克。

【制用法】上药共研细末，调匀。每次服2克，日服2~3次，温水送服。

【功效主治】用治心绞痛。

● 延胡索草果粉

【配方】延胡索、五灵脂、草果、没药各等份。

【制用法】上药共研为末。每次服6~9克。

【功效主治】用治心绞痛。

● 黄芪当归汤

【配方】黄芪30克，当归、白芍各12克，川芎9克，生地黄15克，炙甘草6克。

【制用法】水煎服。每日1剂，日服2次。

【功效主治】用治心绞痛。

注：本方为刘玉瑛老中医治心绞痛秘方。

● 香蕉蜜饮

【配方】香蕉50克，蜂蜜少许。

【制用法】将香蕉去皮研碎，加入等量的茶水中，加蜂蜜调匀代茶饮。每日频繁饮之。

【功效主治】用治心绞痛。

● 马齿苋韭菜馅包子

【配方】马齿苋、韭菜各等份，葱末、姜末、猪油、酱油、精盐、味精、鸡蛋各适量。

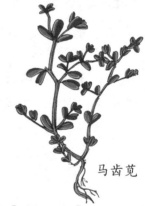

马齿苋

【制用法】将马齿苋、韭菜分别洗净，阴干2小时，切碎末，将鸡蛋炒熟弄碎，然后将马齿苋、韭菜、鸡蛋拌在一起，加入精盐、酱油、猪油、味精、葱末、姜末为馅，和面制成包子，蒸熟食用。根据食量食用。

【功效主治】用治心绞痛。

中风

中风又称为急性脑血管疾病，是一种非外伤性而又发病较急的脑局部血液供应障碍引起的疾病。因其发病急骤，故也称为卒中或脑血管意外。一般分为出血性和缺血性两类，包括脑出血、脑血栓形成、脑栓塞等。临床表现为突然昏厥、不省人事，并伴有口眼㖞斜、舌强语謇、半身瘫痪、牙关紧闭或目合口张、手撒肢冷、肢体软瘫等。重者可突然摔倒、意识丧失、陷入昏迷、大小便失禁等。中医学认为，中风根据病情程度分为中脏、中腑、中经、中络。乃因患者平素气虚血亏，心、肝、肾三脏阴阳失调，或遭受外邪，或内伤七情而致病。老年人易患此症。

● 芹菜汁

【配方】芹菜适量。

【制用法】将芹菜取汁。每次服1酒杯，每日3次，连服3~4日。

【功效主治】用治中风。

● 猪牙皂角粉

【配方】猪牙皂角6克，细辛1.5克。

【制用法】共研细末，取少许吹入鼻孔，即醒。如无细辛，只用皂角亦可。

【功效主治】用治中风不省人事、牙关紧闭、痰涎壅盛。

● 乌梅天南星粉

【配方】乌梅6克，冰片1.5克，天南星3克。

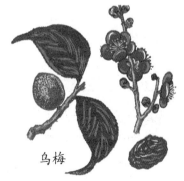

乌梅

【制用法】共研末。搽牙齿。

【功效主治】用治中风口噤

不开、牙关紧闭、不省人事。

槐花茶

【配方】槐花6克。

【制用法】开水泡。代茶饮。

【功效主治】预防中风。

牛胆汁绿豆汤

【配方】牛胆汁120克，绿豆粉60克。

【制用法】混合拌匀，晒干研细粉。开水冲泡，频服。

【功效主治】预防中风症。

莲心茉莉花茶

【配方】茉莉花茶适量，莲子心2克。

【制用法】开水冲泡。频饮。

【功效主治】预防中风。

冬麻子粥

【配方】冬麻子30克，荆芥穗10克，薄荷叶6克，白粟米100克。

【制用法】先将荆芥穗、薄荷叶煎汤取汁，用此汁研麻子仁，滤过后下白粟米煮粥。空腹食之。

【功效主治】祛风，润肠。

用治中风偏枯、言语謇涩、手足不遂。

乌梅冰片糊

【配方】乌梅6克，冰片3克。

【制用法】加水少许，捣烂，搽牙龈，口可即开。

【功效主治】用治中风口噤不开、牙关紧闭、不省人事。

皂角白矾粉

【配方】皂角6克，细辛1.5克，白矾3克。

【制用法】共研细末，用少许吹入鼻孔。

【功效主治】用治中风牙关紧闭、不省人事。

桑叶汤

【配方】桑叶3～6克。

【制用法】水煎服。日服2次。

【功效主治】祛风，安神。用治摇头不止、言语不清、口流涎水之摇头风。

当归荆芥粉

【配方】当归、荆芥各等

份。

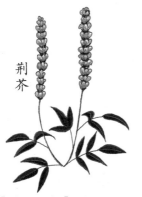

荆芥

【制用法】炒黑，共研细末。每次用9克，水1杯，酒少许，煎服。

【功效主治】用治中风不省人事、口吐白沫、手足拘挛、产后风瘫。

● 当归全蝎粉

【配方】当归36克，天麻9克，全蝎去尾7.5克。

【制用法】共研细末。日服2次，每次服6克。

【功效主治】用治中风半身不遂。

● 陈艾木瓜酒

【配方】陈艾叶、木瓜各250克，酒、醋各250毫升。

【制用法】加水煎汤。熏洗偏瘫部位，每日熏洗3～5次，不

拘时洗。

【功效主治】用治中风半身不遂。

● 穿山甲川芎汤

【配方】穿山甲3克，川芎、当归、羌活各6克。

【制用法】水煎服。

【功效主治】通络搜风止痛。用治中风四肢拘挛、半身不遂，以及类风湿、风湿性关节炎。

● 天南星生姜汁

【配方】天南星、生姜汁各适量。

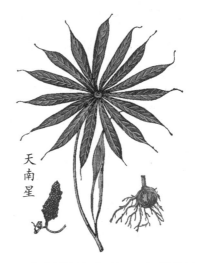

天南星

【制用法】将天南星研细末，生姜汁和匀，摊于纸上。左歪贴右，右歪贴左，正则洗去，免得其反。

【功效主治】用治中风口眼
㖞斜。

● 白附子全蝎粉

【配方】白附子、白僵蚕、
全蝎各等份。

【制用法】共研为细末。每服
1.5~3克，开水冲服，避免风寒。

【功效主治】用治中风口眼
㖞斜。

● 荆芥薄荷丸

【配方】鲜荆芥、鲜薄荷各
500克。

【制用法】同捣绞汁，煎熬
成膏，余渣取2/3份晒干研末，
以膏和为丸。日服3次，每次服
4~6克。

【功效主治】用治中风口眼

㖞斜。

● 黄芪蜈蚣汤

【配方】黄芪120克，赤
芍、地龙各15克，蜈蚣1条。

【制用法】水煎口服，每日
2次。

【功效主治】用治半身不遂
兼有面色萎黄、肢体无力者。

● 四枝一皮汤

【配方】槐枝、柳枝、椿
皮、楮枝、茄枝各500克。

【制用法】煎水3大桶，大盆
洗浴，水冷再添热水，洗后覆被
取大汗，禁风3~7日，如未愈再
洗。

【功效主治】用治年久瘫
痪。

肝 炎

肝脏发生炎性病变，就是肝炎。肝炎的病因有病毒、细菌等感染，也可由于毒素、药物、化学品中毒等引起。临床表现有急性、慢性之分，症状上共同之处为恶心、食欲差、脘腹胀闷、大便时溏时秘、易疲劳、发热、出虚汗、肝区不适或疼痛、肝功能异常、肝肿大、乏力等。肝炎又有传染性与非传染性之分。传染性肝炎又叫病毒性肝炎，多由肝炎病毒引起。现在已知病毒性肝炎有甲、乙、丙、丁、戊五型。传染性肝炎预后不良，且极易传播，故确诊后患者应与家人分床、分食为好。治疗以中西医结合为佳。

● 黄豆白菜干汤

【配方】黄豆60克，白菜干45克，茵陈30克，郁金9克，栀子、柴胡、通草各6克。

【制用法】黄豆与白菜干煎汤饮服，早晚另煎茵陈等5味中药服。

【功效主治】舒肝理气，退黄。用治病毒性肝炎。

● 当归炖母鸡

【配方】当归、党参各15克，母鸡1只，葱、姜、料酒、精盐各适量。

【制用法】将母鸡开膛去内脏，洗净。将当归、党参放入鸡腹内，置砂锅内，加水，下葱、姜、料酒、精盐各适量。砂锅放旺火上煮沸，改用文火煨炖至烂。吃肉饮汤，分次吃完。

【功效主治】补血强体。用治肝脾血虚之慢性肝炎和各种贫血。

● 田螺黄酒汤

【配方】大田螺10~20个，黄酒半小杯。

【制用法】田螺放于清水中漂洗干净，捣碎去壳，取螺肉加入黄酒拌和，再加清水炖熟。饮其汤，每日1次。

【功效主治】清热利湿，通便解毒。用治湿热黄疸、小便不利及水肿。

三根汤

【配方】白花蛇舌草、白茅根各15～30克，夏枯草12～15克，甘草6～12克，板蓝根、山豆根各10～15克。

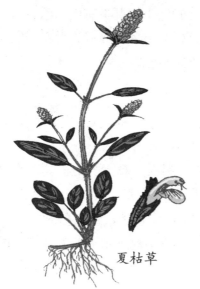

夏枯草

【制用法】水煎服，每日1剂。

【功效主治】用治慢性乙型肝炎。

柴芩汤

【配方】柴胡、白芍、三棱、甘草、佛手、郁金、法半夏、太子参各9克，黄芩12克，鳖甲15克，丹参18克，生姜3片。

【制用法】水煎服。

【功效主治】用治慢性肝炎。

米醋煮鲜猪骨

【配方】米醋1000毫升，鲜猪骨500克，红糖、白糖各120克。

【制用法】共煮，不加水，沸后30分钟取出过滤，成人每次服30～40毫升。

【功效主治】用治急慢性传染性肝炎。

沙冬汤

【配方】沙参、天冬、女贞子、熟枣仁各15克，石斛18克，玉竹24克，茉莉花9克，䗪虫、九香虫各6克。

【制用法】水煎服。

【功效主治】用治慢性肝炎。

炖甲鱼

【配方】怀山药、桂圆肉各15～25克，甲鱼1只。

【制用法】先用热水烫甲鱼，使其排尿后切开洗净去肠腔，然后将甲鱼肉与壳一起连同

民间偏方

怀山药、桂圆肉放炖盅内，加水适量，隔水炖熟服用。

【功效主治】滋阴补阳。用治慢性肝炎之症见气血不足者。

● 麻连汤

【配方】净麻黄5克，连翘、杏仁、桑白皮、甘草、红枣各6克，赤小豆30克(先煎)，茵陈15克，鲜生姜3片。

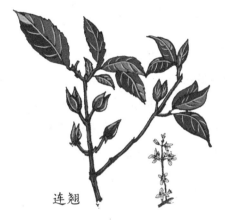
连翘

【制用法】水煎服。

【功效主治】用治急性黄疸型肝炎。

● 健脾解郁汤

【配方】党参、板蓝根、白术、丹参各15克，白芍、柴胡、郁金、陈皮、黄芪、茵陈各10克，半夏曲12克。

【制用法】水煎服。每日1

剂，30日为1个疗程，一般治疗2～3个疗程。麝香草酚浊度试验或硫酸锌浊度试验长期阳性者加服当归丸(片)。

【功效主治】用治慢性肝炎。

● 玫瑰汤

【配方】玫瑰30克，香附9克，川楝子、白术、丹参各12克，橘络6克，甘草、大枣各3枚，生姜2片。

【制用法】水煎服。

【功效主治】用治慢性肝炎。

● 芍药大黄汤

【配方】赤芍药30～60克，大黄10～30克，茵陈、板蓝根各30克，泽兰、车前子（包煎）各15克，郁金12克。

【制用法】加水煎沸15分钟，滤出药液，再加水煎15分钟，去渣，两煎所得药液混合，分2次服，每日1剂。

【功效主治】用治高黄疸性肝炎(其中有急性重症肝炎、慢性重症肝炎、淤胆型肝炎、急性黄疸型肝炎)。

● 馒头黑矾丸

【配方】馒头2个，黑矾30克，大枣肉120克，核桃仁60克，桃仁、杏仁（泡去皮尖）各10克。

【制用法】黑矾微火烘成干粉，与其他药共杵为丸，每次服6克，日服2次。

【功效主治】用治黄疸性肝炎。

● 茵陈蜜丸

【配方】茵陈50克，柴胡25克，龙胆草、郁金、延胡索各20克，甜瓜蒂0.3克。

【制用法】共为细末，炼蜜为丸。每次服5克，日3次。

【功效主治】用治慢性肝炎。

● 茵陈黄芪汤

【配方】茵陈、党参、黄芪各30克，冬瓜皮15克，茯苓、当归各12克，熟附子（先煎）、鸡内金、枸杞子、干姜、白术、泽兰各10克，石菖蒲6克。

【制用法】水煎服。每日1剂。

【功效主治】用治阴黄型肝炎。

● 柴胡茵陈汤

【配方】柴胡、当归、莪术、党参、炒白术各9克，茵陈、丹参、黄芪、女贞子各20克，板蓝根、五味子各15克，茯苓9克。

【制用法】水煎服，每日1剂。煎两次，两煎药液相混，早、中、晚分3次服。亦可共碾为末，炼蜜为丸，每丸重9克，日服3丸。

【功效主治】舒肝解郁，活血化瘀，清解祛邪，培补脾肾。用治慢性病毒性肝炎及早期肝硬化、肝脾肿大、肝功能异常等。

肝硬化

肝硬化是一种慢性弥漫性肝脏病变，可由多种疾病引起。由于种种原因，肝细胞被破坏后，得不到修复，弥漫性变性坏死，继而出现纤维组织增生和细胞结节再生，逐渐造成肝硬化。早期表现与慢性肝炎相似，此时若不注意治疗调养，可发展到肝脾肿大、腹水，甚或呕血、昏迷等。

● 苍术泽泻汤

【配方】苍术、白术、砂仁（后下）、茯苓各10克，青皮、陈皮、厚朴、枳实各9克，香附、丁香、灯心草各6克，大腹皮、猪苓、泽泻各15克，生姜3片。

【制用法】水煎服。

【功效主治】用治肝硬化腹水。

● 山甲三棱汤

【配方】穿山甲、三棱、莪术、蟅虫各9克，鳖甲、当归、北黄芪、白术、法半夏各30克，田七3克(研末冲服)，郁金15克，党参18克，云茯苓24克，炙甘草、干姜各6克，桃仁12克。

【制用法】以水5碗，先煎鳖甲、穿山甲成2碗。纳诸药煎成一碗半，分2次冲服田七末，每日服1剂，至症状消失为止。如患者发热，则去党参、北黄芪、白术、炙甘草，加秦艽18克，青蒿、黄芩各9克，地骨皮18克。

【功效主治】用治晚期肝硬化。

● 香白芷汤

【配方】香白芷50克。

【制用法】水煎服。每日1剂，分2次服完。

【功效主治】用治肝硬化。

● 半边莲汤

【配方】半边莲50克。

【制用法】水煎服。每日1

剂，2次服完。

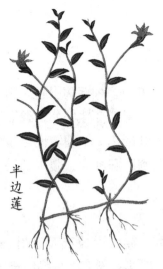

半边莲

【功效主治】用治肝硬化。

二甲丸

【配方】穿山甲、鸡内金各500克，醋炙鳖甲300克，蜂蜜2000克。

【制用法】前3味药共为细末，炼蜜为丸，每丸10克。日服3次，每次1丸。

【功效主治】用治肝硬化。

【备注】忌生冷、腥荤油腻食物。

当归党参汤

【配方】当归、木香、茵陈各6～12克，白芍、党参、苍术、茯苓、黄精、炙鳖甲（先煎）各9～15克，丹参、黄芪、山药各

15～30克，肉豆蔻6～9克。

【制用法】水煎服。每日1剂，分2次服。

【功效主治】活血化瘀，健脾燥湿。用治脾虚、气虚之肝硬化。

健脾分消汤

【配方】黄芪、山药、丹参各20克，薏苡仁、车前子（包煎）、大腹皮各30克，党参、茯苓、白术、仙灵脾、鳖甲（先煎）各15克，泽泻、郁金、青皮、陈皮各12克，附子（先煎）、甘草各6克。

【制用法】水煎服。每日1剂，10日为1个疗程。

【功效主治】用治肝硬化水肿。

消胀万应汤

【配方】大腹皮、鳖甲（先煎）各30克，香橼、莱菔子、神曲各20克，川厚朴、鸡内金各15克，砂仁（后下）、干蟾蜍（研末，分2次冲服）各10克，益母草100克。

【制用法】上药水煎至300毫升，每日1剂，分2次服。

【功效主治】用治肝硬化

腹水。

● 半枝莲汤

【配方】白花蛇舌草、半枝莲、黄芪各30克，党参、丹参、白术、当归、赤芍、白芍、鸡内金、熟地黄、枳实、枳壳、大腹皮、车前子（包煎）、木香、香附各10克，三棱、莪术、桃仁、红花、甘草各5克。

【制用法】水煎服。每日1剂。

【功效主治】用治肝硬化。

● 地黄汤

【配方】生地黄15克，沙参、麦芽、鳖甲、猪苓各12克，麦门冬、当归、枸杞子、郁金各9克，川楝子、丹参各6克，黄连3克。

【制用法】加水煎沸15分钟，滤出药液，再加水煎20分钟，去渣，两煎所得药液混合。分2次服，每日1剂。

【功效主治】用治肝硬化。

● 当归白芍汤

【配方】当归、白芍、郁金、生地黄、茯苓各9～15克，丹

参14～30克，败酱草、黄花、鳖甲（先煎）各15～30克，栀子、牡丹皮、白术各6～12克，茵陈9～30克。

【制用法】水煎服。每日1剂，分2次服。

【功效主治】疏肝祛湿，软坚化瘀。用治肝郁热蕴型肝硬化。

● 柴胡甘草汤

【配方】柴胡、杭白芍、川芎、苍术各15克，甘草、枳壳、香附、青皮、厚朴各10克。

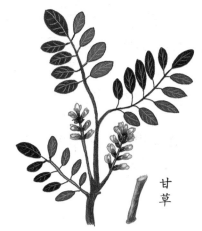

甘草

【制用法】水煎服。每日1剂，分2次服。

【功效主治】舒肝理气，消满除胀。用治气滞肝郁型之肝硬化。

● 虎杖根汤

【配方】虎杖根、竹节黄、金樱根、绒毛鸭脚木(根皮)、土杜仲(根皮)、奶汁藤(藤茎)、苦钩藤各10克。

【制用法】每日1剂，水煎分2次服。另用炮穿山甲、一匹绸叶各等量，捣烂敷脐部，每日1次。

【功效主治】活血祛瘀，通络除湿。用治肝硬化腹水。

● 当归赤芍汤

【配方】当归、赤芍、郁金、太子参、生地黄、茵陈各9~15克，丹参、小蓟、鳖甲（先煎）各15~30克，炮穿山甲、牡丹皮各6~12克，桃仁、砂仁（后下）各3~9克。

【制用法】水煎服。每日1剂，分2次服。

【功效主治】活血化瘀。用治血瘀所致的肝硬化。

● 鳗鱼脑方

【配方】海鳗鱼脑、卵及脊髓各适量。

【制用法】将海鳗鱼卵、脑及脊髓焙干研末。每次3~6克，温开水冲服。

【功效主治】滋补强壮。辅助治疗肝硬化及脂肪肝。

● 海带汤

【配方】海带30克，牵牛子15克。

【制用法】将上2味药放入砂锅，加水煎煮，取汁去渣。每日1剂，分2次服。

【功效主治】软坚散结，清热利水。用治肝硬化腹水。

胆石症

胆石症是指胆囊或胆管内发生结石的一种疾病。胆石形成与代谢紊乱、胆汁淤滞引致胆汁成分异常和胆道系统感染有关。平时无症状，病发时突然发生剧烈难忍的右上腹阵发性绞痛，称为胆绞痛。有时可伴有黄疸和发热。中医学认为，本病由肝胆气滞、湿热蕴积所致。采用以清热利湿、行气止痛、利胆排石的中草药为主的中西医结合治疗，如屡有发作，须用手术治疗。

● 金钱草汤

【配方】金钱草30克，鸡内金10克。

【制用法】水煎服。

【功效主治】用治胆石症。

● 茵陈汤

【配方】茵陈30克，海金沙（包煎）15克，枳实10克。

【制用法】水煎服。

【功效主治】用治胆石症。

● 柴胡汤

【配方】柴胡、白芍、青皮、丝瓜各10克。

【制用法】水煎服。

【功效主治】用治胆石症。

● 虎杖汤

【配方】三颗针、虎杖各20克。

【制用法】水煎服。

【功效主治】用治胆石症。

● 鸡内金粉

【配方】鸡内金30克，滑石20克，玄明粉10克。

【制用法】共研细末，分装30包，早晚各1包。15日为1个疗程。

【功效主治】用治泥沙型胆结石。

● 党参金钱汤

【配方】党参、白术、茯苓、木香、砂仁（后下）、柴胡、白芍各15克，金钱草20克，海金沙（包煎）、鸡内金各10克，甘草5克。

【制用法】水煎服。每日1剂。

【功效主治】用治肝郁脾虚型胆石症，身倦乏力、食少腹胀、胁肋隐痛、大便不实。

金钱草柴胡汤

【配方】金钱草30克，柴胡、枳实、白芍、郁金、桑螵蛸、浙贝母各9克，炙甘草3克。

【制用法】水煎服。

【功效主治】疏肝利胆，解郁止痛，清热化石。用治胆石症，见上腹部间歇作痛，右胁尤剧，或呕吐苦水，或嗳气泛酸、恶心。

金钱草威灵仙汤

【配方】金钱草30克，威灵仙、茯苓、鸡内金、生山楂、丝瓜络各15克，炒白术、厚朴各12克，青皮、陈皮、片姜黄各10克。

【制用法】水煎服。

【功效主治】健脾祛湿，宣窍通络。用治胆石症，症见形体肥胖、肩背酸困、右上腹闷胀疼痛、恶心纳呆、舌苔白腻、脉弦而滑者。

虎杖金钱草汤

【配方】虎杖、金钱草、海金沙（包煎）、广郁金、鸡内金各15克。

【制用法】水煎服。每日1剂。疼痛加白芍、川楝子、延胡索；湿热重加茵陈、黄芩；大便干加生大黄。

【功效主治】用治胆道结石症。

三金汤

【配方】金钱草、海金沙（包煎）、鸡内金各15克，柴胡、枳实、半夏、大黄、白芍各10克，甘草5克。

【制用法】加水煎沸15分钟，滤出药液，再加水煎20分钟，去渣，两煎所得药液混合。分2次服。每日1～2剂。

【功效主治】用治胆石症之肝胆湿热型，症见往来寒热、胸胁苦满、胁痛掣背、厌食油腻、尿黄。

慢性胆囊炎

慢性胆囊炎是胆囊疾病中最常见的疾病。本病有时为急性胆囊炎的后遗症，但多数病例以往并无急性发作史。大多数的慢性胆囊炎有胆道梗阻或胆汁流通不畅等因素存在。慢性胆囊炎的临床表现，随病理变化的程度及有无并发症而表现有所不同，轻者可无症状，一般患者有轻重不同的腹胀、上腹部或右上腹不适感、持续性疼痛，或肩胛区放射性疼痛、胃中有灼热感、嗳气、泛酸，特别是在饱餐后或食油煎及高脂肪食物后加剧。

中医学认为，本病是由于饮食不节、进食油腻食品、寒温不调、情志不畅及虫积等因素，导致肝胆气滞、湿热壅阻、通降失常而成。

● 大黄冰片方

【配方】大黄30克，冰片5分。

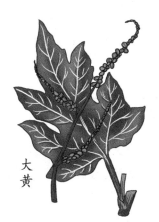

大黄

【制用法】研成细末，用适量醋调成糊状，敷于胆囊区(右乳直下肋缘边左右)，每日数次。

【功效主治】用治慢性胆囊炎。

● 黑豆散

【配方】鲜牛胆2枚，黑豆100克，郁金、半夏、枳壳、木香、白术各30克。

【制用法】将药物装入牛胆，待胆汁渗完，焙干，为末。每次冲服5克，每日3~4次。

【功效主治】用治慢性胆囊炎。

● 柴胡白芍汤

【配方】柴胡、白术、陈

皮、茯苓、泽泻各12克，白芍15克，党参、半夏、防风、炙甘草、生姜、大枣各10克，黄芪19克，黄连6克，羌活、独活各8克。

【制用法】水煎服。每日1剂，分2次服。

【功效主治】利胆和胃。用治慢性胆囊炎。

柴胡青蒿汤

【配方】柴胡、青蒿、枳实、茯苓、郁金、陈皮、法半夏各10克，白芍6~10克，威灵仙15~30克，生甘草3克。

【制用法】水煎服。每日1剂，分2次服。

【功效主治】疏肝利胆和胃。用治慢性胆囊炎。

连翘白蔻仁汤

【配方】连翘、白蔻仁各10克，板蓝根20克。

【制用法】水煎服。

【功效主治】用治慢性胆囊炎。

柴胡郁金汤

【配方】柴胡、延胡索、木香各10克，白芍、郁金各15克，绵茵陈30克，香附12克，青皮、甘草各5克。

【制用法】水煎服。每日1剂，分2次服。

【功效主治】疏肝利胆。用治慢性胆囊炎。

柴胡香附汤

【配方】柴胡、川楝、香附各15克。

【制用法】水煎服。

【功效主治】用治慢性胆囊炎。

玉米须茵陈汤

【配方】玉米须60克，茵陈30克，栀子、郁金各15克。

【制用法】水煎服。每日1剂。

【功效主治】用治慢性胆囊炎。

白芍柴胡汤

【配方】白芍20克，柴胡、黄芩、丹参、延胡索、连翘各15克，甘草5克。

【制用法】水煎服。每日1剂。

【功效主治】用治慢性胆囊炎。

民间偏方

肾结石

肾结石是指发生于肾盏、肾盂，以及肾盂与输尿管连接部的结石，是泌尿系统常见病、多发病。多发生于20~40岁的中青年人，与营养代谢紊乱、感染、尿淤积、泌尿系异物等因素有关。结石较少时常无明显的症状表现，只是在X线摄片时才可发现。结石较大时可出现疼痛，为同侧腰痛、肾绞痛、尿内带血等。中医认为肾结石属"淋证"范畴。

● 二茴汤

【配方】大茴香、小茴香各4.5克，大黄6克，金钱草（后下）18克，萹蓄30克。

【制用法】水煎服。煎服大豆卷汤以助药力。

【功效主治】用治肾结石。

● 玉米芯茶

【配方】玉米芯10个。

【制用法】加水适量煎20分钟，取汁当茶饮。

【功效主治】用治肾结石。

● 肾茶汤

【配方】肾茶20克。

【制用法】鲜品洗净切片，

水煎内服，每日3次。

【功效主治】用治肾结石、膀胱结石效果好，泡茶饮有预防作用。

● 草珊瑚汤

【配方】草珊瑚30克。

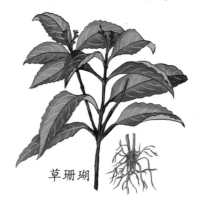

草珊瑚

【制用法】水煎服。每日1剂，分2次服，亦可用酒泡服。

【功效主治】用治肾结石。

● 金钱草汤

【配方】金钱草、大枣各18克，琥珀（冲服）、沉香（后下）3克，锦大黄6克，木通、冬葵子、生地黄各12克，归尾9克。

【制用法】诸药加水1000毫升，煎至300毫升取汁，渣加水复煎1次，两次煎液合并，分2次服，每日1剂。

【功效主治】用治肾结石，效果显著。

【备注】多数服药后结石自然排出；若有血尿，加蒲黄、怀牛膝各9克。

● 威灵仙汤

【配方】威灵仙、金钱草各60克。

【制用法】水煎服。每日1剂，日服2次，连服5日。

【功效主治】用治肾结石。

● 野荸荠汤

【配方】野荸荠90克，金钱草、生大黄各30克。

【制用法】水煎服。日服3次。

【功效主治】用治肾结石。

● 薏苡仁汤

【配方】薏苡仁120克，猫须草60克。

【制用法】水煎服。每日1剂，分2次服完。

【功效主治】用治肾结石。

膀胱炎

膀胱炎是指发生在膀胱的炎症，常见于女性，因为女性的尿道比男性的短，又接近肛门，大肠杆菌、变形杆菌等较易侵入，在感冒或感觉到疲劳时容易出现。轻则小便后有一种涩涩的感觉，且有残尿感；重则排尿时有一种烧灼似的疼痛，有时有尿急、尿频，可出现血尿，常伴腹部不适。急性膀胱炎治疗不当，往往会转变为慢性膀胱炎。

● 小蓟汤

【配方】小蓟30克，藕节、山药各20克，连翘15克，生地黄、滑石（包煎）、当归、甘草各10克。

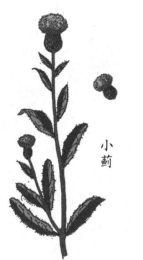

小蓟

【制用法】水煎服。每日1～2剂。

【功效主治】用治急性膀胱炎。

● 桐树花汤

【配方】带蒂泡桐树花30枚。

【制用法】水煎服，去渣。顿服，每日1～2剂。

【功效主治】用治急性膀胱炎。

● 木蝴蝶汤

【配方】木蝴蝶50克，黑面神40克。

【制用法】均用鲜品，洗净切片，水煎内服，每日1剂，分3次服。

【功效主治】消炎利尿。用治膀胱炎。

● 青金竹叶汤

【配方】青金竹叶15克，生石膏（先煎）30克。

【制用法】鲜青金竹叶、生石膏研碎，水煎。每日1剂，分3次服。

【功效主治】用治急慢性膀胱炎。消炎、止痛、利尿效果佳，可减轻症状。

● 一把篾汤

【配方】一把篾30克。

【制用法】水煎服。每日1剂，分2次服。

【功效主治】清热利尿，散瘀活血。用治膀胱炎。

● 蒲公英汤

【配方】蒲公英絮不拘量。

【制用法】水煎，过滤后服。

【功效主治】用治膀胱炎。

● 蝼蛄汤

【配方】蝼蛄4只，鲜荷叶2张。

【制用法】水煎服。

【功效主治】用治膀胱炎。

● 茴铃汤

【配方】小茴香、金铃子、泽泻、猪苓、木通、云茯苓各6克，牛膝9克，桂枝3克，白术3克。

【制用法】水煎服，1次服下，每日1剂。

【功效主治】用治膀胱胀痛。

● 旋车汤

【配方】旋花茄、车前草各15克。

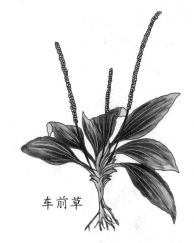

车前草

【制用法】以上2味药切碎，水煎服，每日1剂，分3次温服。

【功效主治】清热利湿，解毒消炎。用治膀胱炎、尿道炎引起的尿急、尿频、尿痛，以及体内热盛引起的小便热痛、小便出血等症。

阳 痿

阳痿是指在性交时阴茎不能勃起或举而不坚，不能进行性交而言的一种勃起功能障碍病。阳痿发生的原因是多方面的，多数是因为神经系统功能失常而引起，往往有头昏脑涨、眼花、头痛、腰酸背痛、四肢无力、失眠、出冷汗等。另外，一些肿瘤、损伤、炎症等也可引起神经功能紊乱而导致性功能衰退。有的则可能由于内分泌系统的疾病、生殖器本身发育不全或有损伤而引起。

● 海狗肾人参散

【配方】海狗肾2具，人参、黄芪、玉竹、白术、白茯苓各9克，陈皮6克，沉香3克。

【制用法】上药共研细末。每次服6～12克，每日2次，温开水或白酒送服。

【功效主治】用治气虚、体弱、阳痿。

● 鲜淫羊藿汤

【配方】鲜淫羊藿200克。

【制用法】将药物剪碎烧干，水煎服，开水泡亦可。每日3次。

【功效主治】壮阳。用治阳痿。

● 鹿鞭酒

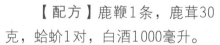

【配方】鹿鞭1条，鹿茸30克，蛤蚧1对，白酒1000毫升。

【制用法】将前3味药泡酒，7日后，早晚各饮30毫升。

【功效主治】壮阳。用治阳痿。

● 牛尾当归汤

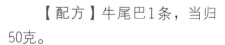

【配方】牛尾巴1条，当归50克。

【制用法】水煎服，每日1剂，连服2剂。

【功效主治】用治阳痿。

阳起石酒

【配方】阳起石15克，白酒1500毫升。

【制用法】将阳起石研末，浸酒1日。每日3次，每次饮服50毫升。

【功效主治】用治阳痿。

补肾壮阳酒

【配方】海狗肾3具，肉苁蓉、山茱萸各50克，巴戟天40克，白酒适量。

【制用法】将上述前4味药切细，置白酒中浸泡2～3日，以全部成分浸出为度，再加酒至1000毫升。每次服5～10毫升，每日3次。

【功效主治】补肾壮阳。用治肾阳不足型性欲减退、阳事不举。

肝胆丸

【配方】雄鸡肝、鲤鱼胆各4个，菟丝子粉30克，麻雀蛋1枚。

【制用法】将鸡肝、鲤鱼胆风干，百日后研细，加菟丝子粉、麻雀蛋清(蛋黄不用)拌匀，做成黄豆大的药丸烘干或晒干。每日3次，每次1粒，温开水送服。

【功效主治】补肾助阳。专治阳痿。

炖虫草鸡

【配方】冬虫夏草5枚，母鸡1只，精盐、味精各适量。

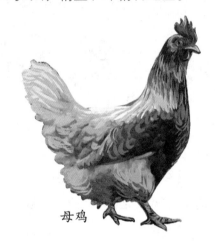

母鸡

【制用法】将母鸡开膛取出杂物，洗净入锅，冬虫夏草放入锅内加水炖一个半小时，待鸡肉熟烂时下精盐和味精少许。吃肉饮汤，日服2次，可连续服食3～5日。

【功效主治】补肺益肾。用治肾虚之阳痿、遗精及腰痛腿软等。

黄酒送服苦瓜子粉

【配方】苦瓜子、黄酒各适量。

【制用法】苦瓜子炒熟研末，用黄酒送服，每次15克，每日3次，10日为1个疗程。

【功效主治】润脾补肾。用治阳痿、早泄。

附片炖狗肉

【配方】熟附片30克，生姜150克，狗肉1000克，葱、蒜各适量。

【制用法】先煎熬附片2小时，然后放入狗肉、生姜、葱、蒜，一同炖烂。分多餐服食。

【功效主治】用治阳痿、夜多小便、畏寒、四肢冰冷等，对虚寒引起的支气管炎、慢性肾炎也有一定疗效。

羊肉海参汤

【配方】羊肉、海参、精盐、姜各适量。

【制用法】海参浸发洗净，切片，加调料，同羊肉煮汤。每日吃1次，适量。可连续食用。

【功效主治】补虚损，壮肾阳。用治阳痿、遗精、腰酸腿软。

葱叶海虾粉

【配方】海虾仁7个，大葱叶（粗、绿、含黏液多者为佳）3条。

【制用法】将虾仁装入葱叶内，晒干，研成粉。每次3克，每日服2次，茶水送下。

【功效主治】补肾益精，通阳利气。用治阳痿不举、早泄等。

枸芡莲药汤

【配方】枸杞子、芡实、莲子、山药各30克，山茱萸、覆盆子各12克，五味子10克。

【制用法】水煎服。每日1剂。

【功效主治】用治阳痿、早泄。

白羊肾羹

【配方】肉苁蓉50克，荜拨、草果、胡椒各10克，陈皮5克，白羊肾4个，羊脂200

克，精盐、葱、酱油、淀粉各适量。

【制用法】将白羊肾、羊脂洗净，放入锅内。将肉苁蓉、荜拨、草果、陈皮、胡椒用纱布包好，放入锅内，加水适量置于炉火上烧沸，水开后改用文火炖熬，待羊肾熟烂时，下葱、精盐、酱油、淀粉，如常法做羹。

【功效主治】补肾温阳。用治阳痿、遗精、腰膝无力、脾虚食少、胃寒腹痛等。

【配方】水发海参100克，冬笋片20克，水发冬菇5克，熟火腿末、猪油各3克，精盐、胡椒粉、葱、姜末、料酒、味精、淀粉各适量。

【制用法】海参切丁，冬菇、冬笋切碎，猪油烧熟，放入葱、姜末爆香，倒入白汤，然后加入海参、冬菇、冬笋、精盐、料酒、味精等，煮沸勾芡，倒入火腿末并撒上胡椒粉即成。

【功效主治】补肾益精。用治肾虚阳痿。

● 韭菜籽鸡内金粉

【配方】韭菜籽60克，鸡内金30克。

【制用法】共研末，每次服2～3克，每日1～2次。

【功效主治】用治阳痿。

【配方】蛤蚧1对，海马、鹿茸各10克，赤参15克，枸杞子50克，淫羊藿、五味子各30克，白酒2500毫升。

【制用法】将上药洗净后，放入白酒中，浸泡7日后即可饮用。每晚睡前饮35毫升，2个月为1个疗程。

【功效主治】用治阳痿。

● 参藿汤

【配方】党参、黄芪、淫羊藿各30克，龙眼肉、仙茅各15克，白术、当归、远志、炙甘草、巴戟天各10克。

【制用法】水煎服。每日1剂。

【功效主治】用治阴茎举而不坚、食少神疲、寐不安宁、舌苔淡、脉沉细。

【配方】制附子（先煎）、

肉桂各3克，熟地黄12克，川芎、白术各6克，酒炒白芍、当归、党参、枸杞子、仙茅、巴戟天各9克，黄芪24克。

【制用法】水煎服。

【功效主治】用治阳痿。

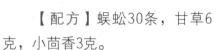

麻雀蛋

【配方】麻雀蛋6个，盐末适量。

【制用法】将麻雀蛋蒸熟剥皮，蘸盐末吃。每次吃3个，日用2次，可连吃3~5日。

【功效主治】补肾壮阳强身。用治肾虚阳痿不举、举而不坚及早泄。

地黄阳石汤

【配方】熟地黄、阳起石各15克，山药、狗脊、覆盆子各12克，葛根、续断、伸筋草、桑螵蛸、知母、巴戟天、蛇床子各9克，远志6克。

【制用法】水煎服。每日1剂。

【功效主治】用治阳痿。

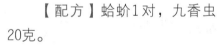

蜈蚣粉

【配方】蜈蚣30条，甘草6克，小茴香3克。

【制用法】上药共研末，每次服2克，每日1~2次。

【功效主治】用治阳痿。

蛤蚧粉

【配方】蛤蚧1对，九香虫20克。

【制用法】共研末，每次服2~3克，每日1~2次。

【功效主治】用治阳痿。

遗　精

遗精是指不因性生活而精液遗泄的病症，一般一周数次或一夜几次者为病理状态。其中有梦而遗者，称为梦遗；无梦而遗，甚至清醒时精自出者，称为滑精。常伴有头晕、耳鸣、精神萎靡、腰酸腿软、疲乏无力等症状。该病为男性性功能障碍的常见疾病，重症性神经衰弱、包皮垢炎、包皮龟头炎、后尿道炎、前列腺炎、精囊炎、精阜炎等均可引起此病。另外，某些慢性病、体质过于虚弱等，也可引起遗精。中医学认为遗精因肾阳亏虚，精关不固，或君相火旺、湿热下注、扰动精室而引起。无论梦遗或滑精，皆起因于肾脏虚衰。

● 蜂蜜煮沙果

【配方】沙果500克，蜂蜜250克。

【制用法】将沙果切成厚片，加水800毫升，烧开后，小火煮至沙果酥时，加入蜂蜜，继续煮至成胶状，取出放凉。每日嚼食2～3次，每次2～3片。

【功效主治】生津止渴，涩精止泻。用治遗精。

● 人参山药粉

【配方】人参、山药各30克，龙骨100克，茯苓50克，朱砂5克。

【制用法】上药共研末。每次服5克，日服2次。

【功效主治】用治少食、畏寒而梦遗者。

● 五倍子茯苓丸

【配方】五倍子120克，茯苓30克，龙骨15克。

【制用法】将以上药物共研成末，糊为丸，丸大小如绿豆。开水送服，每次服40粒，日服3次。

【功效主治】用治肾虚性遗精。

● 蛤蜊散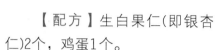

【配方】蛤蜊300克，五味子100克，山茱萸50克。

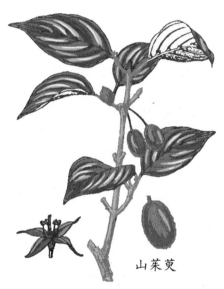

山茱萸

【制用法】先煅蛤蜊，然后将其他药共研细末。每次服10克，每日2次，空腹温酒送服。

【功效主治】清热利湿，滋阴止遗。用治遗精。

● 韭菜籽

【配方】韭菜籽10克，黄酒适量。

【制用法】水煎服。黄酒送服，日服2次。

【功效主治】用治无梦遗精。

● 白果鸡蛋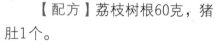

【配方】生白果仁(即银杏仁)2个，鸡蛋1个。

【制用法】将生白果仁研碎，把鸡蛋打1个小孔，将碎白果仁塞入，用纸糊封，然后上笼蒸熟。每日早晚各吃1个，可连续食用至愈。

【功效主治】滋阴补肾。用治遗精、遗尿。

● 猪肚汤

【配方】荔枝树根60克，猪肚1个。

【制用法】将荔枝树根切成段，洗净，以水2碗加猪肚同炖至剩1碗，去渣。食猪肚并饮汤。

【功效主治】补益精血。用治遗精日久、神衰乏力。

● 荷叶粉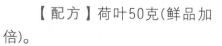

【配方】荷叶50克(鲜品加倍)。

【制用法】研末。每次服5克，每日早晚各1次，热米汤送服。轻者1或2剂，重者3剂可见效。

【功效主治】清热止血，升发清阳。用治梦遗、滑精。

● 核桃炒猪肾

【配方】核桃仁30克，猪肾2个，葱、姜各5片，食用油、精盐、酱油、味精各适量。

【制用法】将猪肾剖开，去筋膜，洗净，切成薄片。锅内放油烧热，将猪肾片煸炒，取出沥尽污水。再将锅烧热加食用油，用葱、姜炝锅，放入猪肾片、核桃仁、精盐、酱油等调料翻炒片刻，起锅前下味精即成。连服1周有效。

【功效主治】滋阴补肾。用治腰酸腿痛、梦遗、滑精等。

● 黄柏樗白丸

【配方】樗白皮30克，牡蛎150克，知母、黄柏各90克，青黛9克，蛤粉、神曲各15克。

【制用法】共研细末，糊为丸。每次服9克，早晚各1次。

【功效主治】用治遗精，伴有头晕耳鸣、腰困腿软、五心烦热、舌红、脉细数。

● 金樱子汤

【配方】金樱子、莲子肉、芡实、茯苓、山药各20克，白术、山茱萸、肉桂（后下）各10克，熟地黄、生黄芪各15克。

【制用法】水煎服。

【功效主治】补肾壮阳，涩精止泻。用治肾虚不固型遗精。

● 柿蒂枣仁

【配方】柿蒂12克，酸枣仁24克，百合20克。

【制用法】水煎服。每日2次。

【功效主治】用治遗精。

● 鸡蛋壳柏叶汤

【配方】鸡蛋壳30克，侧柏叶20克，甘草6克。

【制用法】水煎服，每日2次。

【功效主治】用治遗精。

● 生地汤

【配方】生地黄、党参、远志、石菖蒲、砂仁（后下）、黄柏各15克，知母20克，黄连、灯心草各10克，生龙骨30克，甘草6克。

【制用法】水煎服。

【功效主治】用治心肾不交型遗精。

苦瓜芡实糊

【配方】苦瓜1条，芡实粉10～15克，冰糖30克。

【制用法】将苦瓜捣烂如泥，和芡实粉加冰糖捣匀，1次或分2次服。

【功效主治】降火滋阴，涩精。用治阴虚火旺所致遗精。

炒胡桃仁

【配方】胡桃仁60克，韭菜150克。

【制用法】上述食材用麻油炒熟，加适量精盐、姜、葱、味精等调好味，佐餐食。

【功效主治】温肾固精。用治肾虚不藏之遗精。

莲子心粥

【配方】栀子仁3～5克，莲子心10克，粳米50～100克。

【制用法】将栀子仁碾成细末，先煮粳米、莲子心，待粥将成时，调入栀子末稍煮即可，或加白糖适量服。

【功效主治】清热利湿止遗。用治湿热内蕴所致遗精。

芡实山药汤

【配方】芡实、山药各30克，莲子15克，炒酸枣仁9克，党参3克。

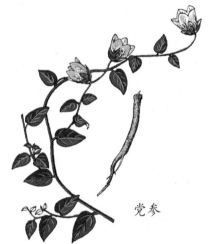

党参

【制用法】诸药用水适量，慢火煮，服汤，再用白糖15克拌入药渣中同服，每日1剂。

【功效主治】健脾补肾固精。用治遗精。

风湿性关节炎

风湿性关节炎是一种常见的急性或慢性结缔组织炎症，可反复发作并累及心脏。临床以关节和肌肉游走性酸楚、重着、疼痛为特征。中医称本病为"痹症"，根据感邪不同及临床主要表现，有"行痹""痛痹""着痹"的区别，其病机主要为风、寒、湿邪三气杂至，导致气血运行不畅、经络阻滞所致。

木瓜糊热敷

【配方】木瓜1个。

【制用法】水酒各半，煮至木瓜极烂，研成粥浆样，用布摊敷于患处，凉即更换，连用3~5次。

【功效主治】舒筋活络，祛风湿。用治风湿性关节炎、关节痛。

五桑四藤防己汤

【配方】桑枝、桑葚子、桑寄生、忍冬藤各12克，桑白皮、桑叶、钩藤（后下）、鸡血藤各9克，天仙藤、防己各6克。

【制用法】水煎服。每日1剂。

【功效主治】调和气血，驱逐风湿，止痹痛。用治风湿性关节炎，症见四肢关节疼痛，或酸木、面色少华、舌淡、苔白滑、脉迟或弦。

小茴香热敷

【配方】食盐500克，小茴香120克。

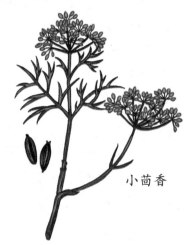

小茴香

【制用法】共入锅内炒热，用布包熨痛处，凉了再换，往复数次。

【功效主治】祛风理气，散寒止痛。用治风湿性关节痛。

四枝汤洗浴

【配方】椿树枝、柳树枝、桑树枝、榆树枝各60克。

【制用法】煎汤洗浴。

【功效主治】用治风湿性关节炎引起的关节痛。

四枝透骨汤熏洗

【配方】鲜桃树枝、鲜柳枝、鲜槐树枝、鲜桑枝各50克，透骨草30克。

【制用法】水煎20分钟，入透骨草，再煎10分钟，即可熏洗患部，每日2~3次，每次约1小时。

【功效主治】用治风湿性腰腿痛。

炒盐敷

【配方】食用细盐500克。

【制用法】每晚将盐放锅内炒热用布包好，睡前敷患处，每日1次，连用3~4日有效。

【功效主治】祛风湿。用治关节炎。

当归玫瑰花汤

【配方】玫瑰花20克，当归15克，红花10克。

【制用法】将上药水煎2次，每次用水300毫升，煎半小时，2次药液混合，分2次趁热用黄酒送服。

【功效主治】活血化瘀，止痛。用治急慢性风湿性关节炎及类风湿关节炎。

葵花盘膏

【配方】向日葵盘适量（开花时摘下）。

【制用法】将向日葵盘放入砂锅内，加水煎成膏状。外敷关节处，包扎固定，每日1次。

【功效主治】清热解毒，祛邪外出。用治风湿性关节炎、肩关节周围炎。

半夏乳香汤熏洗

【配方】半夏、当归、没药各20克，乳香18克，红花30克，制川乌、制草乌各15克。

【制用法】煎汤，熏洗患处。

【功效主治】用治急性风湿性关节炎。

类风湿关节炎

类风湿关节炎是一种以侵蚀性、对称性多关节炎为主要表现的慢性全身性自身免疫性疾病，病因不明，与细菌、病毒、遗传及内分泌有一定关系。临床以慢性对称性多关节肿痛，伴晨僵、晚期关节强直畸形和功能严重受损为特征。中医称本病为"尪痹"，其病机为风寒湿热之邪留滞于筋骨关节，久之损伤肝肾阴血所致。

● 乌蛇祛风通络汤

【配方】乌梢蛇15克，黄芪、伸筋草、老鹳草、豨莶草各20克，当归、羌活、独活各30克，防风6克，细辛3克。

【制用法】水煎服。

【功效主治】用治类风湿关节炎。

● 苏枝黄芪汤

【配方】苏枝节、竹枝节、桂枝节、松枝节、杉枝节各15克，桑枝节、黄芪各20克，甘草3克，当归18克，白芍16克，川芎6克。

【制用法】水煎服。

【功效主治】用治类风湿关节炎。

● 两乌散

【配方】制草乌、制川乌、薏苡仁各100克，生地黄200克，制乳香、制没药各150克。

【制用法】研末，水冲服，每次6克，1日2次。

【功效主治】用治寒痹型类风湿关节炎。

● 防风茯苓汤

【配方】防风、茯苓各12克，炙麻黄、葛根、炙甘草各6克，当归、桂枝各10克，秦艽15克，生姜3片，大枣5枚。

【制用法】水煎服。

【功效主治】用治风痹型类风湿关节炎肢体关节疼痛游走不定、屈伸不利，多见于上肢及肩背，初起可兼表证，舌苔薄白、脉浮。

蛇虫丸

【配方】白花蛇10条，炙蜈蚣、制马钱子（先煎）各20克，炙全蝎30克，炙蜂房、广地龙、白僵蚕各100克。

【制用法】将马钱子与绿豆同煮，煮至绿豆开花为度，将马钱子剥去皮，切片晒干，用土炒至褐色。余6味药用文火焙干。诸药共研细末，过极细筛，装入小胶囊中。每日服3次，每次8粒，连服40日为1个疗程。

【功效主治】用治类风湿关节炎。

乌头通痹汤

【配方】制乌头(先煎)、露蜂房各9克，黄芪、穿山龙、地龙、青风藤、钻地风、白僵蚕、乌梢蛇各15克，桂枝、甘草各6克，芍药12克。

【制用法】水煎服。每日1剂。

【功效主治】温经散寒，祛风除湿，通络扶正。用治类风湿关节炎。

黄芪秦艽白芷汤

【配方】黄芪、秦艽、青风藤、海风藤各20克，防己、红花、桃仁、地龙、桂枝、牛膝、甲珠、白芷、白鲜皮、甘草各15克。

【制用法】水煎服。每日1剂。

【功效主治】祛风散寒，除湿清热，通痹行瘀。用治类风湿关节炎。

补肾活血汤

【配方】当归、赤芍、泽泻、木瓜各10克，生地黄15克，桃仁、红花、川芎、露蜂房、桂枝各6克，茯苓12克，牡丹皮9克。

【制用法】水煎服。每日1剂。

【功效主治】补肾活血，调肝养阴，强筋壮骨。用治类风湿关节炎。

加味龙蛇散

【配方】干地龙、白花蛇（或金钱蛇2条）各30克，蜈蚣5条，全蝎15克，延胡索20克，胃复安（甲氧氯普胺）200毫克。

【制用法】诸药晒干，微焙，研细末，去粗皮，再兑入胃复安粉，装入胶囊，每粒约0.25克，每次4～5粒，每日3次服。

【功效主治】消炎镇痛，调整免疫功能。用治类风湿关节炎（早期、活动期）。

● 蠲痹定痛汤

【配方】乌梢蛇、红花各9克，蜈蚣2条，川桂枝6～8克，细辛3克，甘草节、制乳香、制没药、制草乌、制川乌各4克，雷公藤10克。

【制用法】上药加冷水浸泡2小时，置砂罐中煎沸后小火煮1小时，取汁为头汁。药渣再加水煎沸后小火煮半小时，取汁为二煎汁。晚上睡前热服头汁，次日清晨热服二煎汁。

【功效主治】用治类风湿关节炎、风湿性关节炎、系统性红斑狼疮见关节疼痛或肿胀者。

● 通络息风汤

【配方】桑枝、忍冬藤、白芍、萆薢、当归尾各12克，秦艽、蚕沙各10克，豨莶草、薏苡仁各15克，甘草1.5克。

【制用法】水煎服。每日1剂。

【功效主治】活络祛湿，息风缓痛。用治慢性风湿性关节炎、类风湿关节炎及关节疼痛不利、日久不愈或反复发作者。

第二章

外科民间偏方

中医所说的外科病一般指病发于人体体表，肉眼可见，有形可征，以外治法为主的疾病，例如，疮疡、痔疮、肛裂等。本章精心挑选了一些治疗外科病的偏方，对症选用，有助于你远离外科病的烦恼。

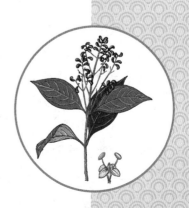

疮疡

疮疡是一切体表化脓感染性疾病的总称，包括体表的肿疡、溃疡，例如，痈疽、疔疮、疖肿、瘰疬等，临床颇为常见。多由毒邪内侵、邪热灼血，以致气血壅滞而成。患者除患处皮肤肿硬、痒痛难忍、脓肿流水外，且多有烦躁不安、焦渴、便秘、精神不振等表现。若不及时治疗，可诱发其他疾病，甚者可能导致皮肤癌症，对生命构成威胁。

● 久疮膏

【配方】当归、防风各30克，乳香0.3克，黄芪、芍药、白芷、黄丹各15克，黄蜡30克。

【制用法】将前6味药以油120克煎之，候色变去滓，先入黄丹后入黄蜡收之，瓷器贮存，摊贴患处。

【功效主治】用治疮疡溃久不敛。

● 羌活散

【配方】羌活、独活、明矾、白鲜皮、硫黄、狼毒各50克，轻粉12.5克，白附子、黄丹、蛇床子各25克。

【制用法】上药研为细末，油调成膏，搽之。

【功效主治】用治疮流黄水。

● 凤仙膏

【配方】凤仙花全株25克。

【制用法】捣烂，涂患处，1日1换。

【功效主治】用治疮疡久不收口。

● 大黄当归汤

【配方】大黄15克，当归10克，栝楼根、皂角刺、牡蛎、朴硝、连翘各7.5克，金银花、赤芍药、黄芩各5克。

【制用法】上药加水、酒各1盏，煎至1盏，饭后服。

【功效主治】用治疮肿化脓。

● 轻粉白矾硫黄外敷

【配方】轻粉、白矾、硫黄各等份。

【制用法】上药研为细末，用酥油调，临睡涂3次。

【功效主治】用治疮肿。

● 圣愈汤

【配方】川芎、当归、生地黄、熟地黄、人参、黄芪各10克。

【制用法】上药加水2盅，煎至1盅，饭后服。

【功效主治】用治痈疮出血。

● 内补黄芪汤

【配方】黄芪、人参、茯苓、麦冬、川芎、当归、白芍、熟地黄、官桂、远志、炙甘草各5克。

【制用法】上药加水2盅，生姜3片，红枣1枚，煎至1盅，饭后服。

【功效主治】用治疮肿发背。

● 竹叶黄芪汤

【配方】淡竹叶、黄芪、人参、麦冬、生地黄、川芎、当归、芍药、黄芩、石膏（先煎）、半夏、甘草各5克。

【制用法】上药加水2盅，煎至1盅，饭后服。

【功效主治】用治各种疮疡。

● 贯众川芎地骨皮汤

【配方】贯众、川芎、茵陈、地骨皮、荆芥、独活、防风、萹蓄、甘草各10克，当归15克。

【制用法】上药研为细末，水3碗，煎3沸，去滓，洗患处。

【功效主治】用治疮肿。

● 当归黄连汤

【配方】黄连、当归、芍药、槟榔、木香、黄芩、大黄各10克。

【制用法】上药加生姜3片，水2盅，煎至1盅，饭后服。

【功效主治】用治痈疮肿硬。

痔 疮

痔疮又称痔，内痔是由肛垫的支持结构、静脉丛及动静脉吻合支发生病理性改变，导致肛垫充血、增生、肥大、移位而成。外痔是齿状线远侧皮下静脉丛的病理性扩张或结缔组织增生形成。内痔通过丰富的静脉丛吻合支和相应部位的外痔相互融合为混合痔。多因湿热内积、久坐久立、饮食辛辣，或临产用力、大便秘结等导致浊气瘀血流注肛门而患病。内痔的临床特征以便血为主；外痔则以坠胀疼痛、有异物感为主症。在患痔过程中，皆因大便燥结，擦破痔核，或用力排便，使血液壅滞肛门，引起便血或血栓。痔核经常出血，血液日渐亏损，可以导致血虚。如因痔核黏膜破损，感染湿热毒邪，则局部可发生肿痛。痔核日渐增大，堵塞肛门，在排便时可脱于肛外。患痔日久者，因年老体弱，肛门松弛，气虚不能升提，痔核尤易脱出，且不易自行回复。

● 鳖头骨醋汁外涂

【配方】鳖头骨1个，陈醋适量。

【制用法】用鳖头骨磨醋，取汁抹于肛门患处，1~2次即愈。

【功效主治】消肿止痛。用治痔疮肿痛。

● 猪胆汁膏外敷

【配方】猪胆汁、红糖各等份。

【制用法】熬成膏，摊在布上贴患处。

【功效主治】用治肛门肿裂、痔疮。

● 香菜外洗

【配方】香菜250克。

【制用法】洗净香菜，水煎，趁热熏洗患处。

【功效主治】用治痔疮。

● 生地苦参汤

【配方】生地黄、苦参各30

克，生大黄、槐花各9克。

【制用法】水煎服。

【功效主治】用治痔核出血。

地榆汤

【配方】地榆、红鸡冠花各30克，生大黄15克。

【制用法】水煎服。

【功效主治】用治痔核出血。

大黄汤

【配方】大黄、酒黄芩各适量。

【制用法】水煎服。

【功效主治】用治外痔。

鱼腥草汤

【配方】鱼腥草、马齿苋各9克，槐花18克，五倍子4.5克。

【制用法】煎汤，趁热洗患处。

【功效主治】用治内痔。

花椒艾叶汤

【配方】花椒、艾叶、葱白、五倍子、马齿苋、茄根、皮硝各等份。

【制用法】锉碎水煎，先熏后洗。

【功效主治】用治痔漏。

丝瓜末

【配方】丝瓜适量。

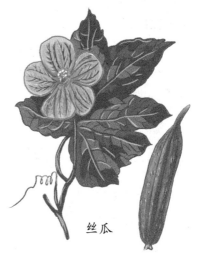

丝瓜

【制用法】研末，酒服6克。每日1剂。

【功效主治】用治肛门久痔。

南瓜子汤热熏

【配方】南瓜子100克。

【制用法】加水煎煮，趁热熏肛门，每日最少2次。熏药期间禁食鱼类发物。

【功效主治】用治内痔，连熏数天即愈。

硝黄桃红汤熏洗

【配方】大黄、桃仁、黄连、夏枯草各30克，红花、芒硝各20克。

【制用法】将前5味药煎水去渣。加芒硝入煎液中拌匀。先用蒸汽熏肛门2～3分钟，待药液不烫时，坐入其内20～30分钟，每日1～2次。

【功效主治】用治血栓性外痔，一般1～2剂即可见效。

丝瓜叶汤

【配方】丝瓜叶10克，马齿苋、桑枝各30克。

【制用法】水煎服，每日2次。

【功效主治】用治内外痔。

木耳羹

【配方】黑木耳30克。

【制用法】将黑木耳择去污物，洗净。加水少许，文火煮成羹，服食。

【功效主治】益气凉血止血。用治内外痔疮。

金针菜汤

【配方】金针菜、红糖各100克。

【制用法】用水1碗煮熟吃。

【功效主治】用治内外痔。

韭菜煮鲫鱼

【配方】鲫鱼1条，韭菜200克。

【制用法】用水煮熟吃。

【功效主治】用治内外痔。

绿豆猪大肠

【配方】绿豆200克，猪大肠1节。

【制用法】将绿豆放入猪大肠内，两头扎紧，炖熟吃。

【功效主治】用治内外痔。

大黄芒硝药液熏洗

【配方】金银花、红花、黄芩各30克，大黄、芒硝各60克。

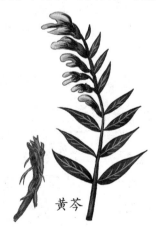

黄芩

【制用法】上药加水浸泡10～15分钟，煮沸25分钟，去渣，药液倒入盆中。先熏肛门，药液变温后坐浴。每日1剂，熏洗2次。

【功效主治】用治外痔肿痛、内痔外脱及肛门水肿。

鲜案板草汤坐浴

【配方】鲜案板草2000克或干品500克。

【制用法】上药为1次药量，加水煎开10分钟后倒入盆中，待温时，坐浴30分钟，再将药渣敷于患处30分钟，每日3次，4日为1个疗程。

【功效主治】用治外痔。

清热止痛汤

【配方】秦艽、核桃仁、防风各6克，皂角刺、苍术、黄柏、当归尾、泽泻、槟榔、制大黄、槐花各10克。

【制用法】水煎服，每日1剂。

【功效主治】清热祛风，行气化湿，活血止痛。用治诸痔疼痛、肿胀者。

脱 肛

脱肛是指直肠壁部分或全层向下移位，称为直肠脱垂，俗称脱肛。脱肛发病原因与人体气血虚弱、机体的新陈代谢功能减弱、自身免疫力降低、疲劳、酒色过度等因素有关。本病多见于老人、小儿、久病体虚者和多产妇女。发病之初，患者可有肛门发痒、红肿、坠胀等表现，排便后脱出的黏膜尚能够自动收缩，但随着病情的加重，患者可能出现大便脓血、脱肛不收，此时则需要用手将直肠托回肛门，甚至严重的咳嗽、打喷嚏均可引起直肠再次脱出。因此在病变过程中，若脱出部分摩擦破损，感受邪毒，酿湿生热，出现湿热之症，治疗则当先清利湿热。

● 陈醋煮大枣

【配方】陈醋250毫升，大枣120克。

【制用法】将大枣洗净，用陈醋煮枣，待煮至醋干即成。分2~3次将枣吃完。

【功效主治】益气，散瘀，解毒。用治久治不愈的脱肛。

● 中药敷脐

【配方】黄芪、升麻、枳壳、五倍子各等量，陈醋适量。

【制用法】将前4味药研为细末，临用时取药末30克，以米醋适量调成薄糊，把药摊于纱布中间，敷于脐窝，以胶布固定；药干后再换药敷之。每日3~5次，频换频敷。

【功效主治】益气固脱，缩肛。用治肛脱不能回缩，日久不愈。

● 黄花菜木耳汤

【配方】黄花菜100克，木耳25克，白糖5克。

【制用法】将黄花菜、木耳洗净去杂质，加水煮1小时，加入白糖调服。

【功效主治】清热除湿消

肿。用治脱肛、大便时肛门痛或便后滴血。

五倍子艾叶汤

【配方】五倍子、艾叶各15克。

【制用法】加水煎汤，先熏后洗肛门患处。

【功效主治】用治脱肛。

泽兰叶汤

【配方】泽兰叶30克。

【制用法】水煎，趁热熏洗1～2次。

【功效主治】用治小儿脱肛。

马勃香油外涂

【配方】马勃15克，香油适量。

【制用法】将马勃焙干，研末，香油调搽。

【功效主治】解毒止血。用治脱肛、肛门红肿。

黄芪续断汤

【配方】生黄芪30克，续断、菟丝子、知母、桔梗各9克，山茱萸15克，柴胡1.5克，防风、升麻各6克。

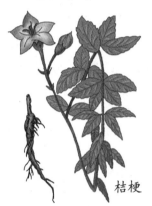

桔梗

【制用法】加水煎沸15分钟，过滤取液；渣再加水煎20分钟，滤过去渣，两次滤液兑匀，分2～3次服，每日1剂。

【功效主治】用治脱肛。

肛 裂

肛裂是一种齿状线以下肛管皮肤层裂伤后形成的小溃疡。此病多发于肛管后方正中线上。由于肛管解剖上的特点，此处皮肤在排便时因肛管扩张极易受创伤而造成全层撕裂。若齿状线邻近发生慢性炎症，因纤维化而失去弹性更易受损。撕裂创面常因继发感染而形成溃疡，创面较平硬，灰白色，溃疡下端呈一袋状皮赘，酷似外痔，俗称"哨兵痔"。且伴有便后肛门疼痛的特征。患者因惧怕疼痛不敢排便，使粪便在肠腔积存过久，变干变硬，下次排便时疼痛更加剧烈，如此形成恶性循环，深感痛苦，严重影响工作和学习。

大黄散

【配方】大黄3克，肉桂4.5克，代赭石2克。

【制用法】共研细末，冲服，日服1剂。

【功效主治】用治肛裂。

熟石膏糊

【配方】熟石膏15克，朱砂、梅片各1克，甘草5克，玄明粉1.5克，腰黄0.5克。

【制用法】共研细末，过筛装瓶备用。用香油或凡士林调成糊状涂患处，每日2～3次。

【功效主治】用治肛裂。

鸡蛋黄油

【配方】鸡蛋黄1个。

【制用法】将熟蛋黄揉碎用文火加热，取油涂患处，每日1～2次。

【功效主治】用治肛裂、出血、疼痛。

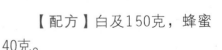 白及蜂蜜膏

【配方】白及150克，蜂蜜40克。

【制用法】将白及入锅，加水适量，煮沸至汁稠，除去白

及，用文火将药汁浓缩至糊状，离火，与煮沸的蜂蜜混合均匀，冷后入瓶制成白及膏，便后涂患处，敷料固定，每日1次。

【功效主治】用治肛裂。

忍冬藤连翘汤

【配方】忍冬藤、天冬、麦冬、生地黄、玄参、生栀子各9克，连翘12克，黄连、莲子心、生甘草各1.5克，灯心草3克，绿豆30克。

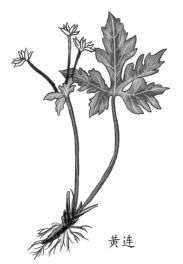

黄连

【制用法】先泡后煎，每剂煎2次，取2次药液混合，再浓缩成100毫升，备用。每日服2～3次，每次服30毫升。

【功效主治】用治肛裂。

玄参麦冬汤

【配方】玄参、麦冬各20克，生地黄、火麻仁各15克，冬瓜仁、枇杷叶（包煎）各12克，杏仁（后下）6克。

【制用法】水煎服。每日1剂，饭前服。

【功效主治】增液滋阴，通便泄热。用治粪便干结、肛门裂痛。

烤大蒜

【配方】大蒜若干头。

【制用法】大蒜埋入炭灰烤软后，纱布包，夹肛门处，1日换2～3次。

【功效主治】轻微肛裂用本方1周，疗效佳。

无花果叶汤

【配方】无花果叶。

【制用法】水煎，1日3～5次洗患处，或浸毛巾湿敷。

【功效主治】用治肛裂疗效佳。

疝 气

疝气是指体内脏器或组织离开其正常解剖部位，通过先天或后天形成的薄弱点、缺损或孔隙进入另一部位。可因部位不同而分多种类型，常见的有腹股沟疝、股疝和小儿脐疝等，腹股沟疝俗称"小肠疝气"。中医认为其发病多与肝经有关，故有"诸疝皆属于肝"之说。本病多以气痛为主症。

● 丝瓜陈皮汤

【配方】干老丝瓜1个，陈皮10克。

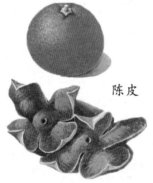

陈皮

【制用法】丝瓜焙干，研细；陈皮研细；两味药混合，开水冲服，每次服10克，日服2次。

【功效主治】理疝消肿。用治小肠疝气肿痛。

● 小茴香炒鸡蛋

【配方】小茴香25克，鸡蛋2个，精盐、黄酒各适量。

【制用法】小茴香加精盐炒至焦黄色，研末，然后与鸡蛋拌和煎炒；每晚睡前与温黄酒同食，每日1剂，连吃4剂为1个疗程，数日后再服用。

【功效主治】顺气消肿。用治小肠疝气。

● 山楂红糖

【配方】山楂30克，红糖适量。

【制用法】将山楂洗净，加水煮烂后放糖。每日分2次服完。

【功效主治】活血化瘀，温中散寒。用治小肠疝气、肠炎下痢。

● 姜汁

【配方】鲜生姜适量。

【制用法】鲜姜洗净，捣烂绞取其汁，去渣，将汁贮于碗中。阴囊浸入姜汁内片刻即可。

【功效主治】温中散寒。用治阴囊疝气。

● 向日葵秆汤

【配方】向日葵秆(陈年者更佳)1棵，红糖适量。

【制用法】将向日葵秆去皮，取内白心，切碎，加水煎熬。用药液冲服红糖，每次饮1碗。

【功效主治】利尿通淋。用治小肠疝气之睾丸偏坠。

● 茄蒂汁

【配方】青茄蒂适量。

【制用法】将茄蒂煎成浓汁。2岁每次用茄蒂4个，3~7岁用5个，8岁以上用7个。服后再饮白糖水1~2杯。见效后继续服用2次。

【功效主治】理气止痛。用治疝气。

● 红皮蒜

【配方】红皮蒜2头，柑核、白糖各50克，金橘2个。

【制用法】蒜去皮，同其他3味食材水煎，取汁顿服。

【功效主治】消肿止痛。用治疝气疼痛异常。

● 龙眼核

【配方】生龙眼核50克。

【制用法】将龙眼核洗净，瓦上焙干为末，每日9克，用黄酒服。

【功效主治】温阳散寒。用治疝气疼痛。

● 陈醋煮鸡蛋

【配方】鸡蛋2个，米醋500毫升。

【制用法】先将鸡蛋用醋浸泡1日，次日将醋与鸡蛋倒入锅内煮至醋剩一半。趁热吃蛋饮汤。

【功效主治】养血散瘀。用治小肠疝气。

【备注】服用此方后，应避风寒，吃完如有汗出则疗效更佳。

● 炒食盐灸

【配方】食盐、醋各适量。

【制用法】食盐1撮，炒热；醋调涂脐中，以艾绒搓成黄豆大，燃火灸脐中。

【功效主治】散寒止痛。用治小儿疝气。

疥 疮

疥疮是一种由疥螨在人体皮肤表皮层内引起的接触性传染性皮肤病。此症初起，形如芥子之粒，故名疥疮。大多是因个人卫生不良，或接触疥疮之人而被传染，也有的是因风、湿、热、虫侵扰肌肤而引起。一般是由手指或指间发生，渐渐蔓延到全身，只有头面不易波及，若搔痒过度，会使皮肤破裂，流出血水，结成干痂，其中有虫，日久化脓，又痛又痒，异常痛苦。内服可吃清热、凉血、散风、解毒的食物，外治也应同时进行。

● 苦参荆芥丸

【配方】苦参120克，荆芥穗30克。

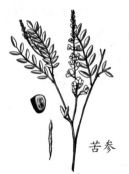

苦参

【制用法】研末，炼蜜为丸，清茶送服。

【功效主治】用治疥疮。

● 黑狗脊雄黄散

【配方】黑狗脊、寒水石、炒蛇床子、雄黄、硫黄（另研）各15克，斑蝥（去翅足）3个。

【制用法】共研末，油调搽患处。

【功效主治】用治疥疮。

● 花椒雄黄胡萝卜糊

【配方】花椒15克，雄黄30克，胡萝卜1个。

【制用法】前2味药研末与胡萝卜共捣烂，敷于患处。

【功效主治】杀虫解毒。用治疥疮。

● 白矾白芷吴茱萸散

【配方】白矾、白芷、吴茱萸、硫黄、川椒各等份。

【制用法】研末涂患处。

【功效主治】用治疥癣。

荆芥地黄膏

【配方】荆芥末、地黄各20克。

【制用法】研末调为丸，茶酒送下。

【功效主治】用治疥疮。

硫黄末油核桃膏

【配方】硫黄末、油核桃、生猪脂油各30克，水银3克。

【制用法】捣药成膏擦患处。

【功效主治】用治脓湿疥。

雄黄硫黄散

【配方】雄黄、硫黄、三仙丹各25克。

【制用法】研成粉末，用布包起来，蘸樟脑油擦在患处，3日后，即可好转，有脓的疥疮，擦过5日，也可消除。

【功效主治】用治疥疮。

苦参散

【配方】苦参、槟榔各等份。

【制用法】研末，油调搽患处。

【功效主治】用治脓疥、湿热疮疡。

杏仁大枫膏

【配方】杏仁、大枫子各49个，枯矾、樟脑、轻粉、蛇床子各9克，柏油烛90克。

【制用法】研末涂患处。

【功效主治】用治疥疮。

苍术苦参丸

【配方】苍术500克，苦参250克。

【制用法】共研为末，炼蜜为6克左右的蜜丸。每次服1丸，日服2次。

【功效主治】用治疥疮水疱破溃流黄水。

慢性阑尾炎

阑尾炎是一种常见的腹部疾病，可分为急性和慢性两种。慢性阑尾炎经常发生腹部剧痛，脐之右侧疼痛尤甚，用手按之，患者攒眉呼痛，几乎跳起来，如吃得太多，往往使病情加重。患者有的由于畏惧手术，有的因时间上不方便，也有的主张阑尾自有其用途，所以采用服药治疗，有不错的疗效。

● 田螺荞麦粉贴敷

【配方】大田螺30个，荞麦粉适量。

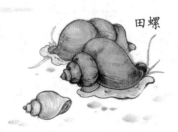

田螺

【制用法】将田螺肉捣烂用荞麦粉拌和，再捣之，摊于布上，贴敷于阑尾部位。

【功效主治】用治慢性阑尾炎。

● 香附汤

【配方】香附15克，栀子、枳实、桃仁、麦芽、山楂、木香、鸡内金各10克，远志、神

曲、枳壳、甘草各5克。

【制用法】水煎服。每日1剂。

【功效主治】用治慢性阑尾炎。

● 白红草汤

【配方】白毛夏枯草、红藤各30克，枳壳、木香各15克。

【制用法】水煎服。每日1剂。

【功效主治】用治慢性阑尾炎。

● 桃仁红花散

【配方】桃仁、红花、紫荆皮、当归、赤芍、乳香、没药、白芷、石菖蒲各10克，醋适量。

【制用法】研为末，醋调敷。

【功效主治】用治慢性阑尾炎毒热型，高热不退，腹胀痛拒

民间偏方

按，右下腹剧痛，乃至全身疼痛。

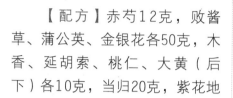

赤芍败酱草汤

【配方】赤芍12克，败酱草、蒲公英、金银花各50克，木香、延胡索、桃仁、大黄（后下）各10克，当归20克，紫花地丁30克。

【制用法】水煎服。早晚饭前2小时服。

【功效主治】用治慢性阑尾炎及慢性阑尾炎急性发作。

繁缕鸡血藤汤

【配方】繁缕200克，鸡血藤50克，冬瓜30克。

【制用法】煎成汤，去渣后，每日2～3次分服。

【功效主治】用治急性阑尾炎。

凤仙花汤

【配方】凤仙花全草1000克。

【制用法】加水煎。分数次

服，每日1剂。

【功效主治】用治慢性阑尾炎。

石膏薏苡仁汤

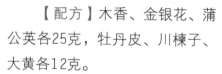

【配方】生石膏（先煎）、薏苡仁、蒲公英、金银花各25克，大黄、败酱草、牡丹皮、桃仁各15克，延胡索、川楝子各12克。

【制用法】水煎服。每日1剂。

【功效主治】用治慢性阑尾炎。

木香汤

【配方】木香、金银花、蒲公英各25克，牡丹皮、川楝子、大黄各12克。

【制用法】加水煎沸15分钟，滤出药液；再加水煎20分钟，去渣，两煎所得药液兑匀。分2次服，每日1～2剂。

【功效主治】用治慢性阑尾炎。

烧烫伤

烧烫伤亦称灼伤，是指高温(包括火焰、蒸汽、热水等)、强酸、强碱、电流、某些毒剂、射线等作用于人体，导致皮肤和/或黏膜损伤，可深达肌肉、骨骼，严重的可合并休克、感染等。对烧伤深度的判定，一般采用三度四分法，即将烧伤深度分为Ⅰ、Ⅱ、Ⅲ度，其中Ⅱ度又分为浅Ⅱ度、深Ⅱ度。一般Ⅰ度仅伤及表皮浅层，表现为红斑、干燥、烧灼；Ⅱ度主要表现为创面起水疱，浅Ⅱ度表现为创面的基底潮红、疼痛明显，深Ⅱ度表现为创面又红又白或者较白、痛觉较迟钝；Ⅲ度表现为结痂样改变，创面蜡白或焦黄，甚至炭化，又称为焦痂型烧伤。

● 牛奶纱布敷伤口

【配方】鲜牛奶适量。

【制用法】将消毒过的纱布浸入牛奶中。将纱布敷于伤口。

【功效主治】生津润燥。用治火灼致伤。

● 马铃薯汁

【配方】马铃薯适量。

【制用法】将马铃薯去皮，洗净，切碎，捣烂如泥，用纱布挤汁。以汁涂于患处。

【功效主治】清热，防腐。用治轻度烧伤及皮肤破损。

● 黄瓜汁

【配方】生黄瓜数斤。

【制用法】用冷开水反复洗净，捣烂取汁放在事先消毒好的容器中，用消毒棉签蘸黄瓜汁涂于创面，轻者每日涂3次，重者每日涂6～9次。

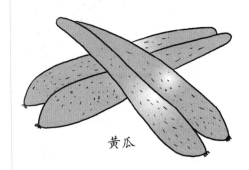

黄瓜

【功效主治】用治烧伤,复原快,愈后无瘢痕。

冰片醋

【配方】冰片3克,米醋250毫升。

【制用法】将冰片放入醋瓶内,使冰片溶化。用时摇匀,涂搽患处,1日数次。

【功效主治】解毒止痛。用治烫伤水疱未破者。

五倍子蛋清糊

【配方】五倍子、鸡蛋清各适量。

【制用法】将五倍子研末调鸡蛋清成糊状,敷患处。

【功效主治】用治烧伤。

猪蹄甲膏

【配方】猪蹄甲适量。

【制用法】将蹄甲烧制成炭,研极细面,以油混合成膏。将创面用凉水洗净,局部涂敷。

【功效主治】解毒收湿敛疮。用治烧烫伤。

丝瓜叶

【配方】鲜丝瓜叶适量,食醋、白糖各等份。

【制用法】将鲜丝瓜叶捣烂,与糖一起浸于醋中,取适量敷于伤处,1日2次。

【功效主治】清热解毒。用治烧烫伤。

蟹汁

【配方】蟹(河蟹、海蟹不限)1只。

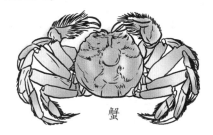

蟹

【制用法】将蟹捣烂。涂敷患处。

【功效主治】清凉消炎止痛。用治水烫伤、灼伤、漆疮、疥癣等。

海螺灰

【配方】海螺壳适量。

【制用法】海螺壳烧灰研成细末,放在瓷瓶中密封,存于井内水中,隔3日后即可使用。用前先将患部洗净,再将海螺灰撒布创面,然后以纱布绷带包扎,每日上药2次。

【功效主治】清热收湿，消肿止痛。用治水火烫伤。

白矾花椒膏

【配方】白矾、花椒各适量，香油少许。

【制用法】将白矾及花椒用砂锅炒至花椒呈金黄色，然后共研成粉末，用芝麻香油调成膏。涂于患处，包扎好。

【功效主治】止伤口痛，促进渗出物吸收，促嫩肉生长。用治烫伤。

南瓜露

【配方】老南瓜1个。

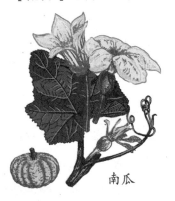

南瓜

【制用法】将南瓜切片装入罐内密封，埋于地下，候其自然腐烂化水（越久越好），然后过滤，即为南瓜露。每日2~3次涂于患处，连涂数天即愈。

【功效主治】清实热，解火

毒。用治水烫伤、火灼伤。

冰片西瓜皮糊

【配方】西瓜皮、冰片、香油各适量。

【制用法】日久晒干的西瓜皮烧灰，加冰片少许研成粉末，用香油调匀。敷于患处。

【功效主治】清热解毒防腐。用治烧伤、烫伤及口腔炎等。

陈年小麦粉

【配方】陈年小麦粉。

【制用法】将陈年小麦粉炒至黑色，以筛过细。如皮已烂，干敷于患处；如尚未破，用陈菜油拌匀调涂。

【功效主治】清热凉血，止痛。用治火、油烫伤。

泡桐叶糊

【配方】泡桐叶、芝麻香油各适量。

【制用法】将泡桐叶洗净晒干，研末，过筛备用。用时取香油少许与泡桐叶粉调成糊状，清洁创面后将药敷于创面，每日换药3次。

【功效主治】清热止痛消

肿。用治Ⅰ、Ⅱ度烧伤及小面积Ⅲ度烧伤。

● 老白菜叶糊

【配方】老大白菜叶5片，香油适量。

【制用法】将白菜叶焙干研成细末，用香油调匀。涂于患处。

【功效主治】消肿解毒。用治烫伤、灼伤。

● 烂橘子

【配方】烂橘子。

【制用法】鲜橘子放于湿潮处日久自烂。亦可把烂橘子放在有色玻璃器皿里，密封贮存。越陈越好，用烂橘子涂擦患处，不需包扎。

【功效主治】杀菌，解火毒。用治小面积烫伤、灼伤。

● 蒲公英糊

【配方】蒲公英适量，白糖、冰片各5克。

【制用法】蒲公英绞汁，调入白糖及冰片。敷或涂于患处。

【功效主治】清热凉血，解毒。用治烫伤、烧伤。

● 胡萝卜泥

【配方】胡萝卜。

【制用法】洗净，捣烂如泥。敷于患处。

【功效主治】解火毒，生肌。用治火伤。

● 诃子地榆油

【配方】诃子、地榆各250克，虎杖150克，乳香10克，没药50克，冰片20克，香油2000毫升。

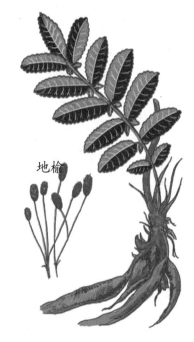
地榆

【制用法】除冰片外，香油及诸药入锅，将药煎枯去渣，再将研细之冰片加入油中调匀，贮存备用。首先，严格遵守无菌操作，用38℃左右的消毒等渗盐水，或2％黄连水冲洗创面，并以纱布轻轻地抹去污染物及异物，大水疱应刺破，流出积液，用纱布吸干，再用棉球蘸烫伤油涂于创面，每日涂3～4次。创面宜暴露，不予包扎。

【功效主治】用治Ⅰ度、浅Ⅱ度烧伤，尤以手足头面为宜。

蜂蜜外敷

【配方】蜂蜜适量。

【制用法】用蜂蜜涂敷创面。每日3～5次。

【功效主治】用治烧伤。

枣柏汁外涂

【配方】酸枣根皮60克，黄柏20克。

【制用法】水煎，过滤，浓缩成汁30毫升，外用涂患处，1日3～5次，连用2日。一般暴露伤口，结痂后以无菌纱布包扎。

【功效主治】用治水火烫伤。

复方紫草油

【配方】紫草片300克，黄连片90克，冰片3克，植物油500毫升。

【制用法】先将紫草片、黄连片放入植物油内，浸泡48小时后，以文火熬沸为度，勿熬枯焦，过滤去渣，稍冷后放入冰片即成，装入无菌瓶内备用。视创面的情况和部位，采用暴露或包扎疗法。①暴露疗法：对头、面、颈、胸、会阴部Ⅰ度烧伤，创面按常规清创，用棉签或消毒毛刷将油涂患处即可。②包扎疗法：适用于四肢Ⅱ度烫伤，将油涂患处，用2～3层纱布包扎。

【功效主治】用治Ⅰ、Ⅱ度烧伤。

第三章

儿科民间偏方

孩子的健康是家长最关心的话题。为了孩子健康成长，全家总动员，不仅累得精疲力尽，而且效果也总不尽如人意，孩子不是长得像个豆芽菜，就是过于肥胖；不是不好好吃饭，就是常常生病，如新生儿黄疸、痢疾、鹅口疮、小儿咳嗽、小儿厌食、小儿流涎症等。本章精心挑选了一些治疗儿科疾病的小偏方，对症选用，助你养育一个面色红润、充满朝气、快乐健康的孩子。

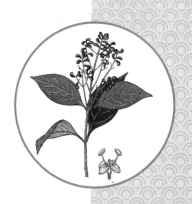

小儿痢疾

痢疾是以痢下赤白脓血、腹痛、里急后重为临床特征。其致病菌可随食物通过污染的手、玩具、餐具等进入胃肠道，引起小儿痢疾。多见于2～7岁平素营养好、体格健壮的儿童。好发于夏秋季。表现为突起高热、面色苍白、四肢冰凉、嗜睡、精神萎靡或惊厥等。小儿痢疾的特点是起病急骤、感染中毒症状严重、病情恶化快、病死率高。

● 马齿苋

【配方】马齿苋300克。

【制用法】水煎服，日1剂。可酌加白糖调味。

【功效主治】用治小儿痢疾。

● 花椒汤

【配方】花椒1撮。

【制用法】水煎服。

【功效主治】用治小儿痢疾。

● 绿豆胡椒方

【配方】绿豆、胡椒各3粒，大枣2枚。

【制用法】先将大枣洗净，去核，与绿豆、胡椒共捣烂。敷于肚脐上。

【功效主治】清热解毒，祛寒湿。用治小儿红痢、白痢。

● 冰糖葵子汤

【配方】冰糖20克，葵花子50克。

【制用法】将葵花子用开水冲烫后，煮1小时，加冰糖。服汤，每日2次或3次，可连续服用。

【功效主治】清热利湿。用治小儿血痢之腹痛下坠、恶心。

● 苦瓜汁

【配方】新鲜小苦瓜5条。

【制用法】将苦瓜洗净榨汁，过滤。每日服2次。

【功效主治】清热解毒，祛

湿。用治小儿红痢、白痢。

泻痢通

【配方】木鳖仁30克，穿山甲15克。

【制用法】麻油熬，黄丹收，贴肚脐上。

【功效主治】用治泻痢。

麻油生姜膏

【配方】麻油300毫升，生姜240克，胡椒30克，巴豆肉15克，黄丹24克。

【制用法】熬膏摊布上，贴脐上。

【功效主治】用治痢疾。

高粱根汤

【配方】高粱根1个，红糖120克。

【制用法】水煎服。

【功效主治】用治小儿痢疾。

黄连阿胶丸

【配方】黄连（去须）150克，阿胶75克，炒茯苓（去皮）100克。

【制用法】上药分别研末，

水熬阿胶为膏，诸药和丸如绿豆大，每次20～30丸，空腹温水服。

【功效主治】用治冷热不调、下痢赤白、里急后重、脐腹疼痛、口燥烦渴、小便不利。

满天星

【配方】满天星适量。

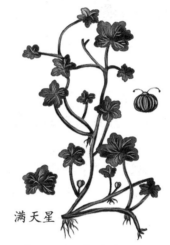

满天星

【制用法】洗净晒干，为细末。每日3次，每次1.5克，用糖开水冲服。

【功效主治】用治小儿细菌性痢疾。

南瓜根汤

【配方】南瓜根适量。

【制用法】水煎服。

【功效主治】用治小儿痢疾。

小儿咳嗽

小儿咳嗽是小儿呼吸系统疾患中的一种常见症候。有声无痰为咳，有痰无声为嗽，有声有痰则称咳嗽。一年四季均可发病，但以冬春为主，外界气候冷热的变化常能直接影响肺脏，加之小儿体质虚弱，很容易患病。

● 藕汁蜜糖露

【配方】鲜藕250克，蜂蜜50克。

【制用法】将鲜藕洗净，捣烂榨汁，加蜂蜜调匀。分5次服，连用数日。

【功效主治】清热润燥，凉血，止咳祛痰。用治小儿肺热咳嗽、咽干咽痛、血热鼻衄。

● 桑叶菊花汤

【配方】桑叶、菊花、杏仁各9克。

【制用法】水煎加白糖服用。

【功效主治】用治小儿咳嗽。

● 金银花杏仁汤

【配方】金银花、杏仁（后下）各10克，鹅不食草6克。

【制用法】水煎服。

【功效主治】解表宣肺，止咳。用治支气管炎初起，发热不重、咳嗽有痰、鼻塞流涕、舌苔薄黄。

● 鸭梨粥

【配方】鸭梨3个，大米50克。

【制用法】将鸭梨洗净，加水适量煎煮半小时，捞去梨渣不用，再加入米熬粥。趁热食用。

【功效主治】润肺清心，消痰降火。用治小儿肺热咳嗽。

● 蒜汁蜂蜜饮

【配方】大蒜20克，蜂蜜15克。

【制用法】将大蒜去皮捣烂，用开水1杯浸泡，凉后再隔水蒸20分钟。取汁调蜂蜜饮。

【功效主治】止咳祛痰。用治小儿久咳不愈。

 霜桑叶薄荷煎液

【配方】霜桑叶6克，薄荷（后下）、桔梗、枳壳、陈皮、紫菀各4克，生白芍、炒杏仁（后下）、甘草各3克。

【制用法】上药用200毫升水煎至头开时加薄荷，再煎15分钟，取汁。再加水150～200毫升煎15分钟，取汁与头煎汁混合。本方剂量适用于6岁以下、1岁以上患儿，其中3岁以下每次服1勺(约20毫升)，每日3～4次，每隔4～6小时1次；3岁以上每次2勺，每日2次。

【功效主治】清宣外邪，化痰止咳。用治小儿外感咳嗽。

 鱼腥草石膏汤

【配方】生石膏（先煎）30克，鱼腥草（后下）15克，杏仁（后下）10克。

【制用法】水煎服。

【功效主治】清热宣肺，化痰。用治肺胃热盛型咳嗽。主要症状：发热较重且连续不退、咳嗽痰多、呼吸急促、气喘、舌质红、苔黄、脉滑数。

 杏仁前胡汤

【配方】杏仁（后下）、半夏各10克，紫苏梗、前胡各15克，生姜3片。

【制用法】水煎，每日分3次服用。

【功效主治】用治小儿咳嗽。

小儿厌食

小儿厌食一般是指1~6岁的儿童长期见食不思、胃口不开、食欲不振，甚则拒食的一种病症。该病主要是由于饮食喂养不当，损伤肠胃功能而引起的。厌食患儿一般精神状态均较正常，若病程过长，就会出现面黄倦怠、形体消瘦等症状，但与疳积的脾气急躁、精神萎靡等症候有所区别。

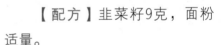

● 山楂陈皮米汤糊

【配方】山楂6克，陈皮5克，白术4克。

【制用法】将上述3味药共研细粉，米汤调糊，敷于脐窝，盖上纱布，外用胶布固定。每日换药1~2次，3~5日为1个疗程。

【功效主治】用治小儿厌食。

● 白术茯苓饮

【配方】白术、茯苓、党参、陈皮各6克。

【制用法】水煎服。

【功效主治】健脾和胃。用治脾虚型厌食。症状表现为面色苍黄、形体消瘦、不思饮食、好卧懒动、疲倦少语、大便稀不成形、舌质淡、苔少、脉象细弱无力。

● 韭菜籽饼

【配方】韭菜籽9克，面粉适量。

【制用法】将韭菜籽研末，调入面粉和匀，制成饼，蒸熟，每日分3次食用，连食3~5日。

【功效主治】用治兼见自汗、面白等症的小儿厌食。

● 大黄建曲汤

【配方】大黄、甘草各3克，槟榔、陈皮各6克，砂仁（后下）5克，焦山楂、建曲、炒麦芽各10克。

【制用法】水煎服。每日1剂。

【功效主治】理气醒脾，消

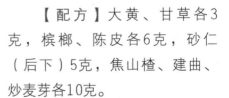

食开胃。用治小儿厌食症。

番茄汁

【配方】番茄数个。

【制用法】洗净，用开水泡过去皮，去籽，用干净纱布挤汁，每次服用50～100毫升，每日2～3次，汁中不要放糖。

【功效主治】健脾开胃。用治小儿厌食。

山药山楂煎液

【配方】山药10克，山楂、鸡内金、白扁豆各5克，甘草4克。

【制用法】用水煎沸15分钟，滤出药液，再加水煎20分钟，去渣，两煎所得药液兑匀，分2次服，每日1剂。

【功效主治】用治小儿厌食症。

山药神曲末

【配方】山药200克，神曲150克，茯苓100克，丁香20克。

【制用法】诸药共为细末，每次冲服15克，每日3次。

【功效主治】用治小儿厌食。

香薷砂仁末

【配方】香薷、砂仁（后下）、草果、陈皮、五味子、甘草各10克。

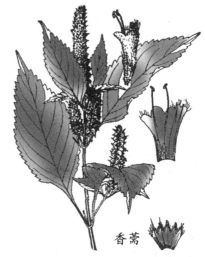

香薷

【制用法】共为细末，每次冲服3克，每日2～3次。

【功效主治】用治小儿厌食。

苍术陈皮末

【配方】苍术、陈皮、鸡内金各1份。

【制用法】共研细末，以适量蜂蜜调和后开水冲服即可。1日3次，2岁以下每次1克，3～5岁每次1.5克。

【功效主治】用治小儿不思饮食、腹胀、泄泻、舌苔白腻。

小儿感冒发热

儿童对外界环境适应力差，当受到风寒、风热等外邪侵袭时，常会感冒，出现发热，可伴头痛、鼻塞、流涕、咳嗽、面红唇红，或见五心热、小便少、烦躁不安，或出现呕吐、惊风等症状。若高热不退，还可能导致腮腺炎、风疹、肺炎、哮喘，以及其他疾病。

● 芥末面

【配方】芥末面（即普通食用之芥末面）不拘量。

【制用法】用开水冲调，摊在布上，贴于喉部、胸上部及背部，用棉花盖好，20分钟后取去，以棉花1层盖上皮肤，再用热毛巾拧干盖在棉花上。轻者1次，重者2次。

【功效主治】用治小儿感冒、发热。

● 醋调白矾

【配方】生明矾30克，米醋适量。

【制用法】研细末，用米醋调成糊，贴足心。

【功效主治】用治小儿感

冒、咳嗽多痰。

● 黄瓜叶汁糖

【配方】鲜黄瓜叶1000克，白糖500克。

【制用法】将黄瓜叶洗净水煎1小时，去渣以小火煎煮，浓缩至将要干锅时停火，冷却后拌入白糖混匀晒干，压碎装瓶备用。每次10克，以开水冲服，每天3次。

【功效主治】退热。用治小儿发热。

● 荞面姜汁饼

【配方】荞麦面、生姜各适量。

【制用法】先将生姜捣碎取汁，用姜汁和荞麦面成薄饼片，贴囟门上。

【功效主治】用治小儿感冒、鼻塞。

● 柴胡野菊花汤

【配方】柴胡12克，野菊花10克。

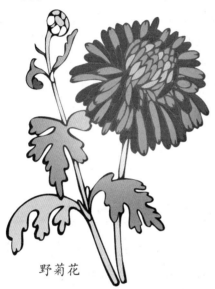

野菊花

【制用法】水煎服，每天2次。

【功效主治】用治小儿发热。

● 葱头姜豆

【配方】葱头7个，姜1片，

淡豆豉7粒。

【制用法】上药共捣烂，蒸热，摊在敷料上，待温度适宜时贴于婴儿囟门上，再用热水袋加温片刻。

【功效主治】用治婴儿感冒发热，贴药后便可出汗退热。

● 葱白豆豉汤

【配方】淡豆豉9克，葱白5个。

【制用法】将以上2味药水煎后，趁热服下。

【功效主治】发散风热，解表和胃。用治小儿夏日感冒。

● 芦根竹叶汤

【配方】鲜芦根100克，鲜竹叶50克。

【制用法】将芦根、竹叶煎水1碗。服下即退热。

【功效主治】用治高热不退。

小儿惊厥

惊厥又称抽风、惊风，是小儿时期较常见的急症，各年龄小儿均可发生，以6岁以下儿童多见，特别多见于婴幼儿，多由高热、脑膜炎、脑炎、癫痫、中毒等所致。惊厥反复发作或持续时间过长，可引起脑缺氧性损害、脑水肿，甚至引起呼吸衰竭而死亡。本病初发的表现是意识突然丧失，同时有全身的或局限于某一肢体的抽动，还多伴有双眼上翻、凝视或斜视，也可伴有吐白沫和大小便失禁。而新生儿期可表现为轻微的全身性或局限性抽搐，如凝视、面肌抽搐、呼吸不规则等。

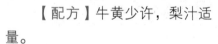

牛黄梨汁

【配方】牛黄少许，梨汁适量。

【制用法】将2味药搅匀内服。

【功效主治】用治小儿急性惊风。

桃白皮葱草糊

【配方】桃树二层白皮120克，大葱200克，灯心草1团。

【制用法】共捣烂。敷两手心、两脚心处。

【功效主治】用治小儿急性惊风。

白颈蚯蚓石膏浓汁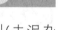

【配方】白颈蚯蚓(去泥杂洗净)6条，生石膏30克。

【制用法】水煎浓汁。分数次灌服。

【功效主治】用治小儿急性惊风。

艾灸肚脐

【配方】独头蒜适量。

【制用法】切片。置脐上，以艾灸之，口中感觉有蒜味者止。

【功效主治】用治小儿脐风。

民间偏方

山羊角汤

【配方】山羊角60克。

【制用法】水煎，依年龄酌量内服。

【功效主治】用治小儿惊风。

金银花甘草汤

【配方】金银花9克，猪胆汁1.5克，甘草3克。

【制用法】水煎服。

【功效主治】用治小儿惊风。

钩藤叶汤

【配方】钩藤叶9克。

【制用法】水煎服。

【功效主治】用治小儿惊风。

银花胆汁汤

【配方】金银花9克，甘草3克，猪胆汁1.5克。

【制用法】水煎，分数次内服。

【功效主治】用治小儿急性惊风。

一枝黄花生姜汁

【配方】一枝黄花30克，生姜1片。

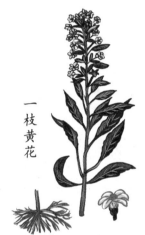

一枝黄花

【制用法】共捣烂取汁。开水冲服。

【功效主治】用治小儿急性惊风。

黄连丁香散

【配方】黄连、肉桂、丁香、干姜各3克。

【制用法】共研细末。每次用2克，白开水冲服。

【功效主治】用治小儿慢性惊风。

小儿夜哭

夜哭是指婴幼儿白日嬉笑如常而能入睡，入夜则啼哭不安，或每夜定时啼哭，甚至通宵达旦，少则数日，多则经月，故又称夜啼。其原因有多种，如腹部受寒、过食炙烤之物、暴受惊恐、体质较弱及父母体质素虚等。还有的因营养过多、运动不足，有的因怕黑，而处在兴奋状态的小儿，也会常常夜啼，尤其是有神经质或腺病质的小儿，更易有夜哭不停的情形发生。

● 大黄甘草汤

【配方】大黄、甘草各1.5克。

【制用法】水煎服。

【功效主治】用治小儿夜啼不止。

● 杏仁黄芩饮

【配方】杏仁（后下）、黄芩、野菊花各5克。

【制用法】水煎服。

【功效主治】镇惊安神。用治肺热惊啼型夜哭。症状表现为患儿面色潮红、鼻周呈青色、夜卧不安、躁动、易惊醒、哭啼不休。

● 蝉蜕汤

【配方】蝉蜕(下半截)不拘多少，薄荷适量。

【制用法】将蝉蜕研成细面，每次服少许，薄荷煎汤调服。

【功效主治】用治小儿夜哭。

● 大蒜乳香丸

【配方】大蒜(煨干研细末)1头，乳香1.5克。

【制用法】捣匀为丸，如芥子大。每次用7粒，乳汁送下。

【功效主治】用治小儿腹痛夜啼。

● 蝉衣千日红汤

【配方】千日红花5朵，蝉蜕3个，菊花2克。

【制用法】水煎服。

【功效主治】用治小儿夜啼。

● 桃树嫩枝汤

【配方】桃树嫩枝7支。

【制用法】水煎服。

【功效主治】用治小儿夜啼。

● 茶叶敷肚脐

【配方】茶叶适量。

【制用法】将茶叶放入口内咬碎，涂于小儿肚脐部，用白布包好(或胶布粘住)10分钟即止，一般需涂3日。

【功效主治】用治小儿夜啼。

● 黄连乳汁

【配方】黄连3克，乳汁100毫升，白糖15克。

【制用法】将黄连水煎取汁30毫升，兑入乳汁中调入白糖。

【功效主治】用治小儿心经有热，夜啼不安。

● 丁香散贴脐

【配方】丁香、肉桂、吴茱萸各等量。

【制用法】上药共为细末。取适量药末置于普通膏药上。贴于脐部，每晚1次，次晨去掉。

【功效主治】用治小儿脾脏虚寒型夜哭。

● 葛根粉

【配方】葛根粉7~8克。

【制用法】放入热开水里，使其溶解，再加入蜂蜜，趁温热服用。

【功效主治】用治小儿夜哭。

● 灯心草灰

【配方】灯心草5克。

【制用法】烧灰，涂于母亲的乳头上，让孩子吃。

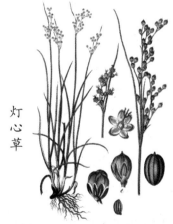

灯心草

【功效主治】用治小儿夜哭，孩子吃后便能安静下来。

【备注】适用于吃母乳的婴儿夜啼。

小儿腹泻

小儿腹泻是一种胃肠功能紊乱综合征。根据病因不同可分为感染性和非感染性两大类。2岁以下婴儿，消化功能尚不成熟，抵抗疾病的能力差，尤其容易发生腹泻。夏秋季节是病菌多发期，多种细菌、病毒、真菌或原虫可随食物或通过污染的手、玩具、用品等进入消化道，很容易引起肠道感染性腹泻。表现为每日排便5～10次不等，大便稀薄，呈黄色或黄绿色稀水样，似蛋花汤，或夹杂未消化食物，或含少量黏液，有酸臭味，偶有呕吐或溢乳、食欲减退。患儿体温正常，偶或有低热。重者血压下降、心音低钝，可发生休克或昏迷。

● 胡椒粉饼

【配方】胡椒粉1克，熟米饭15克。

【制用法】将刚蒸熟的大米饭在手中拍成小薄圆饼，把胡椒粉撒在饼的中央。待饼不烫手时，将其正对肚脐贴上，以绷带固定，4～8小时除去。

【功效主治】用治婴幼儿单纯性消化不良之腹泻。

● 高粱米石榴皮汤

【配方】高粱米(炒裂)30克，石榴皮15克。

【制用法】先将高粱米加清水300毫升烧开，再加石榴皮，小火煮20分钟，去渣取汁。分2～3次服。

【功效主治】用治小儿腹泻。

● 嫩高粱霉

【配方】嫩高粱霉4～5个。

【制用法】在高粱吐穗时，剪取其刚生长出来的嫩乌霉(未黑者)。用水洗净吃。

【功效主治】健胃涩肠。用治小儿腹泻。

● 蛋清绿豆饼

【配方】绿豆粉9克，鸡蛋

清1个。

【制用法】共调和为饼。呕者贴于囟门，腹泻者贴于足心。

【功效主治】清热解毒，消暑利水。用治夏天小儿上吐下泻不止。

 苹果泥

【配方】苹果1个。

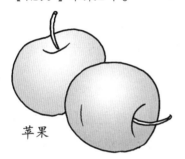

苹果

【制用法】切成薄片，放于大瓷碗中，盖好，隔水蒸熟，捣成泥，喂幼儿服食。

【功效主治】由于苹果的纤维较细，对肠道刺激小，含有果胶，所以具有吸附和收敛作用。用治幼儿单纯性良性腹泻、口渴。

● 沙果汁

【配方】鲜沙果60克。

【制用法】洗净绞汁。每日服3次，每次5毫升。

【功效主治】用治小儿腹泻。

● 红糖胡萝卜汁

【配方】胡萝卜100克。

【制用法】将胡萝卜煮熟后，捣碎挤汁，加水1杯，再加少许红糖，按日常奶量喂，1～2小勺即可。

【功效主治】用治婴儿腹泻。

● 山楂炭青皮散

【配方】山楂炭12克，青皮6克，红糖适量。

【制用法】前两味药共研细末，以水160毫升调成水状，加红糖适量，隔水蒸20分钟。日服4次，每次服1茶匙。

【功效主治】用治小儿伤乳腹泻。

● 粳米大米

【配方】粳米、大米各50克。

【制用法】煮成粉絮状，将上面浮漂的米粒喂患儿。

【功效主治】用治小儿腹泻。

小儿遗尿

遗尿，俗称尿床，是一种夜间无意识的排尿现象。小儿在3岁以内由于脑功能发育未全，对排尿的自控能力较差；学龄儿童也常因紧张、疲劳等因素，偶尔遗尿，均不属病态。超过3岁，特别是5岁以上的儿童经常尿床，轻者数夜1次，重者一夜数次，就可能是疾病状态的遗尿，父母则应引起注意。本病多见于小儿先天性隐性脊柱裂、先天性脑脊膜膨出、脑发育不全、癫痫发作、脊髓炎症和泌尿系感染及尿道受蛲虫刺激等。生理性遗尿不需药物治疗。如是疾病引起的遗尿应从治疗原发病着手。

 **韭菜籽饼**

【配方】韭菜籽、白面粉各适量。

【制用法】将韭菜籽研成细粉，和入白面少许，加水揉成饼蒸食。

【功效主治】温肾壮阳。用治小儿肾气不充遗尿。

 饴糖配中药

【配方】饴糖2匙，桂枝15克，白芍、甘草各10克。

【制用法】先将3味中药煎汤，去渣，冲入饴糖。每日分2次服。

【功效主治】补脾益气。用治小儿体虚遗尿。

 玉竹汤

【配方】玉竹60克。

【制用法】洗净切片，水煎。饭前服。

【功效主治】用治小儿习惯性尿床。

 鸡肠饼

【配方】公鸡肠1具，面粉250克，油、盐各少许。

【制用法】将鸡肠剪开，洗净，焙干，用面杖擀碎，与面粉混合，加水适量和成面团，可稍加油、盐调味，如常法烙成饼。1次或分次食用。

【功效主治】用治小儿遗尿。

● 核桃蜂蜜

【配方】核桃肉100克，蜂蜜15克。

【制用法】将核桃肉放在锅内干炒发焦，取出晾干。调蜂蜜吃。

【功效主治】补肾温肺，定喘润肠。用治小儿久咳引起的遗尿气喘、面部和眼睑微肿。

● 柿蒂汤

【配方】柿蒂12克。

【制用法】水煎服。

【功效主治】用治小儿习惯性尿床。

● 葱白硫黄汁敷脐

【配方】葱白7～8根，硫黄50克。

【制用法】共捣出汁。睡前敷于肚脐上，白天取下，连续敷3夜。

【功效主治】补阳助火。用治小儿遗尿。

● 益智散

【配方】益智仁9克。

【制用法】醋炒研细末。用红酒分3次送服。

【功效主治】用治小儿尿床。

● 金樱子膏

【配方】金樱子适量。

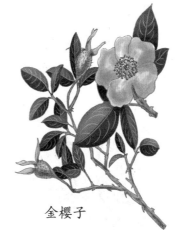

金樱子

【制用法】酌加白糖，熬膏。每次服1匙，日服2次。

【功效主治】用治小儿习惯性尿床。

儿童多动症

儿童多动症，又称注意缺陷与多动障碍。表现为智力正常，但因其注意力不集中、上课说话、做小动作等，学习成绩可能较差、难与他人相处、易激惹、动作不协调。

本病男孩多于女孩，尤其早产儿多见。多在学龄期发病，其病因有人认为与难产、早产、脑外伤、颅内出血、某些传染病、中毒等有关，也有人认为与环境污染、遗传等有关。中医学认为，心脾两虚、肝阳上亢、湿热内蕴是其主要病因病机。

● 酸枣仁浆

【配方】酸枣仁30克，郁金、柴胡各10克，甘草5克。

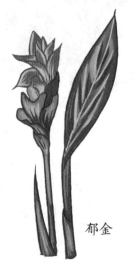

郁金

【制用法】水煎服，每日1剂。

【功效主治】用治小儿多动症。

● 百合枣鸡蛋汤

【配方】百合60克，红枣4枚，鸡蛋2枚，白糖适量。

【制用法】将百合、大枣加水400毫升，大火烧开，打入鸡蛋，煮至熟，下白糖，调匀。分2次服。

【功效主治】用治小儿多动症。

● 鹿角粉龙骨汤

【配方】鹿角粉（冲）、熟地黄各20克，生龙骨（先煎）30克，炙龟板、丹参各15克，石菖蒲、枸杞子各9克，远志3克，益智仁6克，捣砂仁（后下）4.5克。

【制用法】水煎服。

【功效主治】滋阴潜阳，涤痰开窍，活血化瘀。用治精血不足、阴阳失调所致动作过多、不协调。

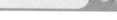

咖啡

【配方】咖啡适量。

【制用法】按普通浓度冲好1杯咖啡。适当加糖或奶。给患儿饮用，每日2～3次。

【功效主治】用治小儿多动症。

康益糖浆

【配方】远志、石菖蒲、龟板、茯苓、龙骨、益智仁、怀山药、莲子各30克。

【制用法】以上药制成糖浆或胶囊，每次10～15毫升或3粒，日服2～3次，7日为1个疗程。

【功效主治】用治小儿多动症。

石菖蒲栀子汤

【配方】石菖蒲、栀子、半夏、白附子各10克，牛黄清心丸（冲服）1粒。

【制用法】水煎服，每日1剂。

【功效主治】用治小儿多动症。

地黄龟板蜜丸

【配方】熟地黄、龟板各30克，知母、黄柏各15克，龙齿、远志、石菖蒲、山茱萸、山药、茯苓各30克。

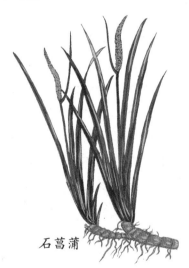

石菖蒲

【制用法】共研细末，炼蜜为丸。每丸重6克，每次服1丸，日服2～3次。

【功效主治】用治小儿多动症。

小儿消化不良

婴幼儿由于胃内酶的功能还未完善，胃及肠道内黏膜柔嫩，消化功能还比较弱，加之父母的喂养方式不当、滥用维生素，以及天气变冷、机体抵抗力变弱等原因，所以易导致消化不良。小儿消化不良使食物长期停留在胃肠中，就会造成饮食积滞，产生内热，便会出现腹胀、夜卧不宁、口臭、吐奶、大便稀并有大量未消化的食物残渣等症状。

● 苹果汤

【配方】苹果2个。

【制用法】洗净，连皮切碎，加水300毫升和少许盐共煮。煮好后取汤代茶饮。1岁以内小儿可以加糖后适量饮用，1岁以上小儿可吃苹果泥（将煮熟的苹果去皮去核，捣烂如泥，即为苹果泥），每次30克，每日3次。

【功效主治】用治小儿消化不良。

● 山楂汤

【配方】山楂片20克，大枣10枚，鸡内金2个，白糖少许。

【制用法】山楂片及大枣烤焦呈黑黄色，加鸡内金、白糖煮水。频频温服，每日2~3次，连服2日。

【功效主治】健脾止泻，消食化滞。用治小儿不思饮食、腹胀、手足心热、头发干枯、大便干燥或稀溏。

● 鸡蛋黄油

【配方】鸡蛋1个。

【制用法】煮熟，去皮去蛋白，取蛋黄放入锅内用文火熬炼取油。1岁以下小儿每日服1个鸡蛋的蛋黄油，分2~3次服。1岁以上的小儿可每日服2个鸡蛋的蛋黄油，分2~3次用，连续服用3日。

【功效主治】用治小儿消化

不良。

【备注】如服1～2日大便好转可再用，如没有好转则停用此法。

● 白糖栗子糊

【配方】栗子10枚，白糖25克。

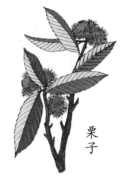

栗子

【制用法】栗子去皮，加水适量煮成糊膏，下白糖调味。每日2次。

【功效主治】养胃健脾。用治小儿消化不良、脾虚腹泻。

● 牛肚大米粥

【配方】牛肚250克，大米70克，精盐少许。

【制用法】用精盐将牛肚搓洗净，切小丁，与大米煮作烂粥，加精盐调味食用。

【功效主治】健脾养胃。用治小儿病后虚弱、食欲不振、四肢乏力。

● 山楂山药饼

【配方】山楂（去核）、山药、白糖各适量。

【制用法】将山楂、山药洗净蒸熟，冷后加白糖搅匀，压成薄饼。

【功效主治】健脾消食，和中止泻。用治小儿脾虚久泻、食而腹胀、不思饮食、消化不良。

● 红枣橘皮饮

【配方】红枣（洗净、晾干、炒焦）10枚，鲜橘皮10克，干橘皮3克。

【制用法】开水泡10分钟，代茶饮。

【功效主治】用治小儿消化不良。

● 胡萝卜汁

【配方】鲜胡萝卜250克，精盐3克。

【制用法】洗净，切成块，加水，加精盐，煎烂去渣取汁，1日随时饮用，1日服完。

【功效主治】用治小儿消化不良。

●白萝卜汁

【配方】白萝卜50克。

【制用法】洗净，切成块，加水、加精盐，煎烂去渣取汁，1日随时饮用，1日服完。

【功效主治】用治小儿消化不良。

●连翘橘皮汤

【配方】连翘、橘皮各30克，土茯苓20克。

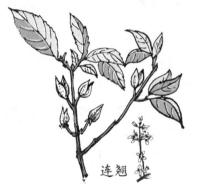
连翘

【制用法】开水冲服。

【功效主治】用治小儿消化不良。

●高粱花石榴皮汤

【配方】高粱花6克，干石榴皮15克。

【制用法】加水300毫升，煎成100毫升汁液，每日1剂，分2次服用。

【功效主治】用治小儿消化不良。

●馒头锅巴汤

【配方】馒头1个，切片，炒焦，或米饭锅巴1碗。

【制用法】加水煎汤，每次服用20～30毫升，每日3～4次。

【功效主治】用治小儿消化不良。

●莲子糯米片

【配方】莲子30克，糯米100克。

【制用法】莲子用开水泡，去皮去心，放锅内煮熟烂，研成糊，取糯米洗净与莲子肉拌匀，再放在盆内入锅中蒸熟，压平切片，3岁以上每次服用2片，每日2～3次。

【功效主治】用治小儿消化不良。

第四章

妇科民间偏方

女性的生殖系统是一个养育生命的花园。然而，就像鲜花盛开的地方会有杂草滋生和害虫生长一样，女性的生殖系统也常会出现疾病，那就是妇科病，如阴道炎、盆腔炎、子宫颈炎、宫颈糜烂、白带增多症、痛经、闭经、月经不调、子宫脱垂、缺乳等。妇科病的危害是很大的，除了影响身体健康，有些还会使女性无法怀孕生子，造成终身遗憾。本章精心挑选了一些治疗妇科病的老偏方，对症选用，定会为你在治疗妇科病症上提供一些帮助。

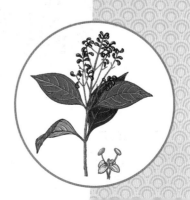

阴道炎

阴道炎是较常见的一种妇科疾病。由阴道环境酸碱度改变或局部黏膜变薄、破损、抗病力减低，被滴虫、真菌或细菌入侵引起。临床主要表现为外阴瘙痒、性交痛、白带增多呈白色乳酪状，如合并有尿道口感染时，可有尿频、尿痛。阴道炎通常有以下几种：①滴虫性阴道炎，主要由阴道毛滴虫感染引起。②真菌性阴道炎，主要由白色念珠菌感染引起。③细菌性阴道炎主要由阴道加特纳菌和一些厌氧菌混合感染引起。④老年性阴道炎，常见于绝经后的老年妇女。滴虫性阴道炎的白带多为黄色、稀薄的泡沫状，有臭味。真菌性阴道炎的白带典型为灰白色、稠厚的豆渣样。细菌性阴道炎的白带有鱼腥臭味。

● 芦荟蛇柏汤

【配方】芦荟6克，蛇床子、黄柏各15克。

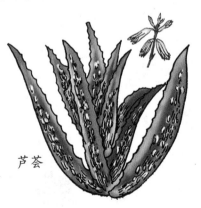

芦荟

【制用法】以上3味药水煎。用时先洗净阴部，用线扎棉球蘸药水塞入阴道后仰卧。连用3晚，每晚1次。

【功效主治】清热祛湿，杀菌，杀虫。用治滴虫性阴道炎。

● 蛇床黄柏胶囊

【配方】蛇床子、黄柏、苦参各等份。

【制用法】共研为细粉，过100目筛，灌装胶囊每粒0.5克。塞入阴道，早晚各1粒。

【功效主治】用治阴道炎、滴虫病及附件炎、子宫内膜炎。

● 鸦胆子汤

【配方】鸦胆子(去皮)20

个。

【制用法】将鸦胆子用水1杯半，煎至半茶杯，将药汁倒入消毒过的碗内。用消过毒的大注射器将药注入阴道，每次注20～40毫升。轻者1次，重者2～3次。

【功效主治】杀虫祛湿。用治滴虫性阴道炎。

● 鲜桃叶汤

【配方】鲜桃叶120克。

【制用法】将鲜桃叶洗净，煎汤，冲洗阴道。

【功效主治】用治滴虫性阴道炎。

● 萝卜汁醋

【配方】白萝卜汁、醋各适量。

【制用法】用醋冲洗阴道，再用白萝卜汁擦洗及填塞阴道。一般10次为1个疗程。

【功效主治】清热解毒，杀虫。用治滴虫性阴道炎。

● 桃仁膏

【配方】桃仁适量。

【制用法】将桃仁捣碎为膏状，纱布包，塞入阴道。每日1

换，连续数次。

【功效主治】用治滴虫性阴道炎。

● 龙胆硼砂胶囊

【配方】龙胆草、黄连、黄柏各15克，海螵蛸、苦参、枯矾、硼砂各30克，冰片、三七粉各5克。

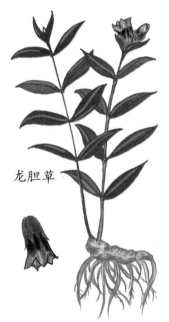

龙胆草

【制用法】先将龙胆草、黄连、黄柏、苦参烘干研粉，其余药物也研末，混合，装入空心胶囊，每粒0.5克，每晚1粒，塞入阴道深处，7日为1个疗程。

【功效主治】用治各型阴道炎、慢性宫颈炎。

盆腔炎

盆腔炎是指女性生殖器官、子宫周围结缔组织及盆腔腹膜的炎症，一般以子宫内膜炎和输卵管炎为多见，又分为急性和慢性两种。临床以下腹部持续性疼痛和白带增多为其主要症状。在盆腔炎急性发作期常伴有发热、头痛、怕冷等症状，而慢性盆腔炎在发病期间常伴有腰酸、经期腹痛、经量过多等症状，若不及时治疗，可因输卵管闭锁而造成继发性不孕。

● 双藤汤

【配方】忍冬藤、红藤各30克，大黄、大青叶、紫草根（后下）、牡丹皮、赤芍、川楝子、制延胡索各9克，生甘草3克。

【制用法】水煎服。每日1剂。

【功效主治】清热解毒利湿，凉血活血化瘀。用治盆腔炎。

● 蚤休地丁草汤

【配方】蚤休、紫花地丁、虎杖各15克，当归、川楝子、延胡索各10克，川芎5克。

【制用法】水煎服。每日1剂。

【功效主治】疏肝理气，活

血化瘀，清利湿热。用治盆腔炎。

● 珍珠菜蒲公英汤

【配方】珍珠菜、穿心莲、蒲公英、忍冬藤、白花蛇舌草、紫花地丁、大青叶、鱼腥草（后下）各15～50克。

【制用法】任选上药2～3种，水煎服。每日1剂。

【功效主治】用治盆腔炎。

● 血竭末配双蓟汤

【配方】血竭末2克，制大黄9克，大蓟、小蓟、藕节各15克，血余炭、牡丹皮、延胡索各10克。

【制用法】将上药除血竭外用水浸泡30分钟，再煎30分钟，每剂煎2次。将血竭研极细末分2次吞服，2次煎出的药液混合后分上下午2次服。

【功效主治】用治盆腔炎，症见经前、经时下腹胀痛，阴道下血时多时少、色紫夹块、块下腹痛缓解，舌边紫，脉弦或弦数。

毛茛鲜草

【配方】毛茛鲜草适量。

【制用法】捣烂外敷痛处，每日1次。局部起疱即取去，外涂龙胆紫，勿用针刺破。

【功效主治】用治盆腔炎。

蛇牛汤

【配方】白花蛇舌草50克，入地金牛10克，穿破石15克。

【制用法】水煎服。每日1剂，服药至盆腔炎症消失即可停。

【功效主治】用治盆腔炎。对盆腔脏器的炎性肿块并伴有感染症状者，疗效也较显著。

地杷汤

【配方】米口袋20克，地龙10克，土枇杷25克。

【制用法】水煎服。每天煎

1剂，分3次服。

【功效主治】用治盆腔炎或尿道炎。

皂角刺汤

【配方】皂角刺、生黄芪各20克，生蒲黄（包煎）12克，制大黄(后下)6克。

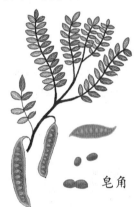

皂角

【制用法】水煎服，每日1剂。

【功效主治】托毒排脓，益气生肌，活血化瘀。用治盆腔炎及盆腔炎性肿块。

大青盐外敷

【配方】炒大青盐或醋拌坎离砂500克。

【制用法】布包敷于下腹部。

【功效主治】用治盆腔炎。

痛 经

痛经是指妇女在经期前后或是在行经期间出现的以腹痛为主要表现的一系列身体不适状况。严重的可影响工作和生活，给患者带来烦恼。

痛经有两种情况，一种是指生殖器官无明显器质性病变的痛经，称功能性痛经，这种病常发于月经初潮或初潮后一二周，多见于未婚或未孕妇女，一般在生育后可有不同程度的缓解或消失。另一种是指生殖器官有器质性病变，由子宫内膜异位、子宫黏膜下肌瘤和盆腔炎等病症引起的痛经，称继发性痛经，应针对发病原因进行治疗。

● 干丝瓜汤

【配方】干丝瓜1条。

【制用法】将干丝瓜加水1碗煎服。每日1次，连服3～4日。

【功效主治】用治痛经。

● 荔枝核香附散

【配方】荔枝核、香附、黄酒各30克。

【制用法】将荔枝核、香附研成细末，混合装入瓷瓶密封保存，每到痛经发生之前1天开始服用，每次服6克，以黄酒适量调服，每日3次。

【功效主治】行气通经。用治以气滞为主的实证痛经。

● 鸡血藤茄子根汤

【配方】鸡血藤30克，茄子根15克。

【制用法】水煎服。每日2次。

【功效主治】用治痛经。

● 艾叶温经汤

【配方】炒艾叶9克。

【制用法】加红糖，用开水煎煮数沸后温服。

【功效主治】温经散寒。用

治小腹冷痛的痛经。

艾叶藕节

【配方】艾叶、藕节各15克，五灵脂（包煎）12克。

【制用法】水煎服。每日2～3次。

【功效主治】用治痛经。

玫瑰花花蕊膏

【配方】初开玫瑰花蕊50克。

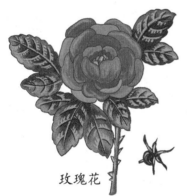

玫瑰花

【制用法】去蒂，洗净，加清水500毫升，煎取浓汁，去渣后加入红糖，熬制成膏。每日服2～3次，每次1～2匙，用温开水送服。

【功效主治】用治月经不调、痛经。

益母草苎麻根糊

【配方】益母草、苎麻根各

100克。

【制用法】洗净切碎，加黄酒少许炒热，敷于小腹部，每日2次。

【功效主治】用治痛经。

肉桂小茴香散

【配方】肉桂、吴茱萸各10克，小茴香20克。

【制用法】共研细末，加白酒适量炒热，用布包好，敷脐部，冷后再炒再敷。

【功效主治】用治痛经。

白芷青盐

【配方】白芷10克，五灵脂6克，青盐100克。

【制用法】共炒热用布包好，敷于小腹部，每日2次。

【功效主治】用治痛经。

荔枝核香附汤

【配方】荔枝核25克，香附30克，黄酒50毫升。

【制用法】将上药一起放入锅中，加水适量，煎煮30分钟，去渣留汁，倒入盆中，待温度适宜时泡脚。每日1次。

【功效主治】用治阳虚内寒

之痛经。

● 南瓜红花汤

【配方】南瓜蒂1枚，红花5克，红糖32克。

【制用法】前2味药先煎2次，去渣，加入红糖溶化，于经前分2日服用。

【功效主治】用治痛经。

● 酒渍核桃干

【配方】黄酒、红糖各400克，核桃仁200克。

【制用法】将黄酒、红糖共加热使糖溶化，取出用碗装好，将核桃仁放入，浸渍1~2日，晒干。每日服3次，每次15~20克。

【功效主治】用治经后腰酸、腹痛的虚寒性痛经。

● 山楂当归汤

【配方】山楂30克，当归片15克，红糖适量。

【制用法】水煎2次，每次用水300毫升，煎半小时，去渣，两次药液混合，下红糖，继续煎至糖溶化。分2次服，连服7日。

【功效主治】活血行气。用治气滞血瘀、寒湿凝滞型痛经，月经量少，色暗紫，或有瘀块。

● 炒醋盐熨腰

【配方】粗盐(或粗砂)250克，陈醋50毫升。

【制用法】将粗盐(或粗砂)爆炒，再将陈醋慢慢地洒入，边洒边炒，洒完后再炒片刻，装入布袋，热熨腰和腰骶部。

【功效主治】温经，理气止痛。用治经期小腹痛和腰痛者。

● 哈那鲨胎散

【配方】哈那鲨胎适量。

【制用法】将哈那鲨胎焙黄，研细末。每次3克，每日3次，黄酒冲服。

【功效主治】养血调经。用治血虚痛经。

● 炖母鸡

【配方】母鸡1只，当归30克，醪糟汁60毫升，姜、葱、盐各适量。

【制用法】将母鸡去毛及内脏后洗净，当归洗去浮灰；把鸡放入砂锅内，同时加水、醪糟汁、当归、姜、葱、盐，盖严锅口，先在旺火上烧开，再用小火炖3小时，出锅时可撒入适量胡椒面，佐餐食。

【功效主治】用治气血不足所致之痛经。

红糖水冲服海马肉桂散

【配方】海马、肉桂各3克，红糖适量。

【制用法】将海马、肉桂共研细末，红糖用开水溶化。每次取药粉3克，每日2次，用红糖水冲服。3～5日为1个疗程。

【功效主治】温经补阳，散寒止痛。用治虚寒性痛经。

元胡鸡蛋

【配方】鸡蛋2个，元胡20克，益母草50克。

【制用法】将上述食材和药物加水同煮，蛋熟后去壳，再煮片刻。食蛋饮汤，于经前开始，日服1次，连服5～7日。

【功效主治】用治阳虚内寒之痛经。

山楂向日葵子

【配方】山楂、红糖各30克，向日葵子15克。

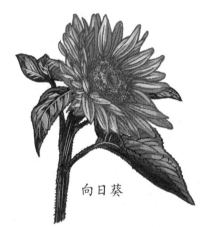

向日葵

【制用法】先将山楂、向日葵子一齐放在锅内炒，以向日葵子炒香熟为度。再加水，熬成浓汁后，将红糖放入熬化即成。每次于经前1～2天，连服2～3剂，痛时亦可服用。

【功效主治】用治血瘀为主的痛经。

闭 经

闭经是指女性年满18岁以上月经仍未来潮，或月经周期建立之后不因怀孕、哺乳，又未到绝经期，月经突然停止而超过6个月以上仍未来潮的病症。前者称为原发性闭经，后者称为继发性闭经。本病在中医学中分为虚证、实证两类。虚为阴亏血虚、无经可下，或肝肾亏损、精血不足，多因先天不足、后天缺乏补养、大量失血、房劳过度等造成。实者为气滞血瘀，经脉不畅，血不运行。由经期冒雨涉水、感受风邪，或饮食失节、过食寒凉食物所致。

● 益母草乌豆汤

【配方】益母草30克，乌豆60克，红糖适量。

【制用法】益母草、乌豆加水3碗，煎至1碗。加红糖调服，并加黄酒2汤匙冲饮。每日1次，连服7日。

【功效主治】活血祛瘀，调经。用治闭经。

● 桑葚鸡血藤汤

【配方】桑葚25克，红花5克，鸡血藤20克，黄酒适量。

【制用法】诸药加黄酒、水煎煮。每日2次温服。

【功效主治】补血行血，通滞化瘀。用治闭经。

● 黄酒送服蚯蚓粉

【配方】蚯蚓4条。

【制用法】将蚯蚓放瓦上焙黄。研末用黄酒送服，每日1剂，连服5日。

【功效主治】用治月经延期、经闭。

● 泽兰叶炖甲鱼

【配方】泽兰叶10克，甲鱼1只，米酒少许。

【制用法】将活的甲鱼用热水烫，使其排尿后，切开去肠。泽兰叶研末，纳入甲鱼腹内(甲与肉同用)，加清水适量，放瓦盅内隔水炖熟，加少许米酒服食。隔日服1次，连服3~5次显效。

【功效主治】用治阴虚血燥之闭经。

● 黄酒蒸中华绒螯蟹

【配方】中华绒螯蟹适量，黄酒1盅。

【制用法】每次取蟹15克，用黄酒蒸熟。日服1次，经行停药。

【功效主治】活血调经。用治血瘀闭经。

● 木耳苏木汤

【配方】木耳、苏木各50克。

【制用法】用水、酒各1碗，煮成1碗服。

【功效主治】用治妇女月经忽然停止，过1～2个月有腰胀、腹胀现象者。

● 人乳韭菜汁

【配方】人乳、韭菜汁各1杯。

【制用法】蒸热，早晨空腹1次服。

【功效主治】用治闭经。

● 木耳红枣炖老母鸡

【配方】老母鸡1只，木耳50克，红枣10枚。

【制用法】老母鸡去毛、内脏，和木耳、红枣一起加水炖烂吃。

【功效主治】用治体虚闭经。

● 乌鸡丝瓜汤

【配方】乌鸡肉150克，丝瓜100克，鸡内金15克，精盐适量。

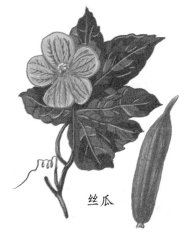

丝瓜

【制用法】诸味药共煮至烂，服时加精盐调味。

【功效主治】健脾消食，养阴补血。用治因体弱血虚引起的经闭、月经量少。

月经不调

月经不调是一种常见的妇科疾病，表现为月经周期紊乱、出血期延长或缩短、出血量增多或减少，甚至月经闭止。卵巢功能失调、全身性疾病或其他内分泌腺体疾病影响卵巢功能者，可能诱发此病。此外，生殖器官的局部病变如子宫肌瘤、子宫颈癌、子宫内膜结核等也可表现为不规则阴道流血，应注意区分。

● 藕节散

【配方】藕节500克，白酒适量。

【制用法】将藕节焙干研末。每日3次，1次3克，用白酒送服。

【功效主治】用治月经不调。

● 红糖鸡蛋汤

【配方】鸡蛋2个，红糖100克。

【制用法】红糖加水少许，煮至水开后打入鸡蛋至半熟即成。应在月经干净后服用，连用2~3次，每日1次。

【功效主治】滋阴养血，调经止痛。用治妇女月经不调、血虚。

● 米醋豆腐

【配方】米醋200毫升，豆腐250克。

【制用法】将豆腐切成小块用醋煮，以文火煨炖为好，煮熟。饭前吃，1次吃完。

【功效主治】活血调经。用治身体尚壮妇女的月经不调，如经期过短、血色深红、量多。

● 豆腐羊肉汤

【配方】豆腐2块，羊肉50克，生姜25克，精盐少许。

【制用法】上述食材加水煮熟后加精盐。饮汤食肉及豆腐。

【功效主治】益气血，补脾胃。用治体虚及妇女月经不调、脾胃虚寒。

黑豆苏木汤

【配方】黑豆50克，苏木20克，红糖少许。

【制用法】黑豆炒熟研末，与苏木加水共煎。加红糖调服。

【功效主治】行血祛瘀，利水消肿。用治月经不调。

棉花籽粉

【配方】棉花籽适量。

【制用法】棉花籽炒香研成细末，饭前用酒送服，每次服10克。

【功效主治】用治月经不调。

山楂红糖水

【配方】生山楂肉50克，红糖40克。

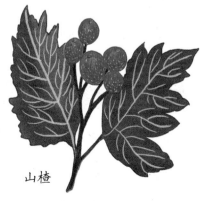

山楂

【制用法】山楂水煎去渣，

冲入红糖，热饮。非妊娠者多服几次，经血可自下。

【功效主治】活血调经。用治月经错后。

西瓜秧汤

【配方】西瓜秧、红糖各30克。

【制用法】水煎服。每日2次。

【功效主治】用治月经不调。

菱角赤小豆汤

【配方】菱角100克，荷叶10克，赤小豆30克。

【制用法】水煎服。每日2次。

【功效主治】用治月经不调。

养血调经汤

【配方】干芹菜50克，金针菜(黄花菜)25克。

【制用法】用水1碗，煮成半碗服。

【功效主治】养血调经。用治月经不调。

缺 乳

缺乳又称为"乳汁不行""乳汁不下",是指妇女分娩3天以后即哺乳期间,乳汁分泌过少或全无乳汁的疾患。常因气血虚弱或气滞血瘀引起。主要表现为乳汁稀薄而少,乳房柔软而不胀痛、面色少华、心悸气短等。药浴治疗本病,有通乳活血之功。金代医学家张从正曾指出,古法用木梳梳乳,以热水洗涤乳房,均有活络通乳的作用。

民间偏方

● 姜醋炖猪蹄

【配方】猪前蹄(洗净砍块)2只,生姜(拍裂)50克,醋800毫升,精盐适量。

【制用法】同放于砂锅中,大火烧开后,去浮沫,小火炖至酥烂,下精盐调味。分1～2次趁热食肉喝汤。

【功效主治】用治产妇失血过多、气血两虚、产后缺乳。

● 豌豆红糖饮

【配方】干豌豆50克,红糖适量。

【制用法】将豌豆加水400毫升,大火烧开,小火炖至酥烂。下红糖,至溶。分1～2次食

豆喝汤。

【功效主治】用治产妇缺乳。

● 黄酒炖虾

【配方】干虾米(大海米)150克,黄酒、猪蹄汤各适量。

【制用法】用黄酒将虾米炖烂,然后兑入熬好的猪蹄汤服食。

【功效主治】益气增乳。用治产妇乳少。

● 黑芝麻猪蹄汤

【配方】黑芝麻250克,猪蹄汤适量。

【制用法】将黑芝麻炒后研成细末,每次取15～20克用熬好

的猪蹄汤冲服。

【功效主治】补血生乳。用治产后缺乳。

花生米香菇煮猪蹄

【配方】猪蹄1只，花生米50克，香菇15克，调料少许。

【制用法】煮熟后食用。每日1剂。

【功效主治】补血通乳。用治产后缺乳。

香味黑芝麻

【配方】黑芝麻50克，盐末少许。

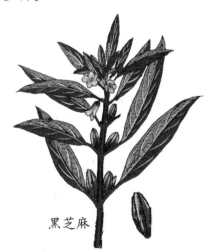

黑芝麻

【制用法】锅热以文火将黑芝麻、盐共炒，至芝麻溢出香味即成。日分2次食用，连食数日。

【功效主治】养血通乳。用治妇女产后缺乳。

荞麦花蛋汤

【配方】荞麦花50克，鸡蛋1个。

【制用法】将荞麦花煎煮成浓汁，打入鸡蛋再煮。吃蛋饮汤，每日1次。

【功效主治】养血通乳。用治妇女产后乳水不足。

漏芦贝母猪蹄汤

【配方】漏芦、白芷各3克，贝母6克，猪蹄1个。

【制用法】诸药共为末，用猪蹄1个，酒水各半，煎汤服下。

【功效主治】用治产后乳汁不通。

赤小豆汤

【配方】赤小豆50～100克。

【制用法】将赤小豆洗净，加水700毫升，入锅中，旺火煮至豆熟汤成，去豆饮汤。

【功效主治】用治产后乳房充胀、乳脉气血滞所致的乳汁不行、乳汁分泌过少。

回 乳

回乳也叫"断乳"，是指妇女分娩后，婴儿不需要哺乳奶汁时，采取针灸、药物等方法阻断乳汁分泌的一种方法。一般多见于产后妇女，在回乳过程中可伴有乳房胀痛症状。

● 麦芽粉

【配方】麦芽100克。

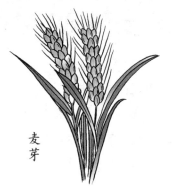

麦芽

【制用法】将麦芽洗净，晾干，置锅内干炒至焦脆，研成粉末。用开水送服，每次25克。

【功效主治】开胃消食，下气，回乳。用治小儿断奶后母亲乳房胀痛、乳汁郁积，服后奶水即回。

● 豆豉炒饭

【配方】豆豉60克，食用油、熟米饭各适量。

【制用法】锅内放入食用油待热，先炒豆豉后下米饭。食用。

【功效主治】下气，解郁。用治断奶后乳房胀痛，服后奶水即回。

● 花椒红糖水

【配方】花椒20克，红糖80克。

【制用法】花椒加水400毫升，浸泡4小时后煎至250毫升，捞去花椒不用，加入红糖。于断奶当天1次服下，可连服3日。

【功效主治】用于断奶。

● 莱菔子汤

【配方】炒莱菔子30克。

【制用法】上药打碎，水煎分2次温服。若效果不明显时，可服第2剂。

【功效主治】用治回乳。

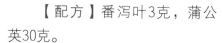

番泻蒲公英饮

【配方】番泻叶3克，蒲公英30克。

【制用法】开水浸泡10分钟，1日内分2次服下。

【功效主治】用治妇女泌乳过多或因其他原因不能哺乳，需要回乳者。

神曲汤

【配方】蒲公英、神曲、麦芽各60克。

【制用法】水煎服。

【功效主治】用治回乳。

麦芽汤

【配方】生麦芽60克。

【制用法】水煎服。

【功效主治】用治妇女哺乳期断乳或乳汁郁积所致的乳房胀痛。

蒲公英汤

【配方】蒲公英15克。

【制用法】每日1剂，水煎2次，共得药液300毫升，分2～3次服。

【功效主治】用治回乳。

红花当归汤

【配方】红花、当归、赤芍、怀牛膝各15克，炒麦芽、生麦芽各60克。

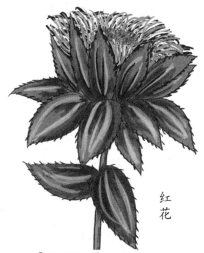

红花

【制用法】水煎服。

【功效主治】用于产后不欲哺乳者。

谷芽汤

【配方】生麦芽、炒麦芽、生谷芽各30克。

【制用法】水煎服。

【功效主治】用治妇女断奶后乳房胀满。

产后诸症

产后诸症是孕妇产后出现的一系列综合性疾病。包括胞衣不下、产后血晕、产后血不下、产后虚弱、产后无乳、产后阴脱、产后风湿痛、产后虚汗等症，常因气血亏虚、气虚血脱、表虚不固等所致，如不及时调护将诱发其他疾患。

炮附子牡丹丸

【配方】炮附子25克，牡丹50克，干漆0.5克，酽醋1升，大黄末50克。

【制用法】干漆研碎，炒尽烟，炮附子、牡丹皮研为末，以酽醋、大黄末熬成膏，和药丸如梧桐子大。温酒吞5~7丸，不拘时。

【功效主治】用治血入胎衣，衣为血胀不得下。

锦纹大黄丸

【配方】锦纹大黄50克，酽醋0.5升。

【制用法】锦纹大黄研为细末，与酽醋同煎如膏，做丸如梧桐子大，患者用醋3.5毫升/盏，化5~7丸服之，须臾血下即愈。

【功效主治】用治产后恶血冲心、胎衣不下、腹中血块。

川芎汤

【配方】川芎、当归、芍药各等份。

【制用法】上药㕮咀，每次服20克，以水1.5盏，煎至七分，去渣，趁热服，每日1次。

【功效主治】用治产后血崩、眩晕、不知人事。

牛膝汤

【配方】牛膝、瞿麦各200克，当归150克，通草300克，滑石（先煎）40克，冬葵子250克。

【制用法】以水9升，煮至3升，分3次服。

【功效主治】用治胞衣不出、脐腹坚胀。若胞衣不下、腹满、急痛即有生命危险。

民间偏方

产后恶露不绝

产后恶露不绝是指产妇分娩后血性恶露持续10日以上仍淋漓不断者，称为"恶露不绝"。本症主要是由冲任失调、气血运行失常所致。它有虚实之分，虚证则见恶露色淡、质稀、无臭味，小腹软而喜按；实证则见恶露紫黯、有块，或有臭味，小腹胀而拒按。

仙鹤草汤煮鸡蛋

【配方】仙鹤草、红糖各30克，鸡蛋10个。

【制用法】将仙鹤草(若无，可用党参30克或黄芪60克代替)先熬水，去渣，再用滤液与红糖、鸡蛋同煮，以蛋熟为度，每天吃蛋2~3个，吃完可再制。

【功效主治】用治产后气虚所致恶露不尽。

血竭红花粉

【配方】血竭、归尾、红花、桃仁各等份。

【制用法】研末，每次服3克，淡酒送下。

【功效主治】用治产后日久恶露不尽。

藕汁饮

【配方】藕100克，白糖20克。

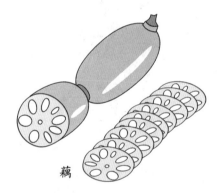

藕

【制用法】先将藕榨取藕汁，冷藏备用，再将白糖兑入藕汁中，冷饮之。

【功效主治】用治血热所致产后恶露不尽。

人参鸡

【配方】人参10克，净乌骨

175

鸡1只，精盐少许。

【制用法】将人参浸软切片，装入鸡腹，放入砂锅内，加精盐，炖至鸡烂熟，食肉饮汤，日2～3次。

【功效主治】用治产后气虚之恶露不尽。

益母草白芍汤

【配方】益母草18克，当归6克，杭白芍9克。

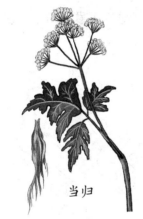

当归

【制用法】水煎服。

【功效主治】用治产后日久恶露不尽。

蒲黄蜜丸

【配方】生蒲黄、益母草、当归、五灵脂各等份。

【制用法】研为细末，以蜜

为丸9克重，每次服1丸，重者2丸，1日3次，白开水送服。

【功效主治】用治产后恶露不尽、少腹疼痛。

当归川芎汤

【配方】当归24克，炙甘草、炮姜各1.5克，桃仁11粒，川芎9克。

【制用法】水煎服。

【功效主治】用治产后恶露不尽、小腹疼痛。

红糖茶叶方

【配方】红糖3克，茶叶少许。

【制用法】热黄酒冲服。

【功效主治】用治产后恶露不下、腹痛。

山楂五灵脂汤

【配方】糖水炒山楂12克，醋炒大黄6克，生蒲黄（包煎）、五灵脂（包煎）各9克。

【制用法】水煎，加陈酒1杯和服。

【功效主治】用治产后恶露不下、腹中有块。

不孕症

育龄夫妇同居2年以上，因女方原因而不能生育的，称为女性不孕。不孕分为原发性不孕和继发性不孕。有正常性生活、配偶生殖功能正常，未避孕而不受孕者，为原发性不孕；如果曾一度怀孕，但此后又未能受孕为继发性不孕。女性不孕的原因有生殖道堵塞、生殖道炎症、卵巢功能不全和免疫因素等。此外，严重的生殖系统发育不全或畸形、营养缺乏、内分泌紊乱、肥胖病、神经系统功能失调等，也会影响卵巢功能和子宫内环境而导致不孕。

● 当归蜜丸

【配方】当归、白芍、胎盘各60克，枸杞子、鹿角胶、党参、杜仲、巴戟、淫羊藿、桑寄生、菟丝子各30克，川芎20克，鸡血藤膏120克。

【制用法】共研细末，炼蜜为丸。每日早、中、晚各服9克。

【功效主治】用治妇女不孕。

● 地黄女贞子汤

【配方】大熟地黄、全当归、淫羊藿、阳起石各10克，白芍、桑葚、桑寄生、女贞子各15

克，蛇床子3克。

【制用法】水煎分2次服，隔日1剂。月经期间，或遇感冒、腹泻等症时，暂停服。

【功效主治】滋补肝肾，温补冲任。用治女子不孕症。

● 当归白芍汤

【配方】当归、通草、栝楼、枳壳、川楝子各15克，白芍25克，怀牛膝、王不留行各20克，青皮10克，皂角刺、甘草各5克。

【制用法】水煎服，每日1剂，早晚各服1次，黄酒送服。

【功效主治】疏肝理气，通络调经。用治女性不孕。

● 鹿鞭当归炖鸡

【配方】鹿鞭(雄鹿的外生殖器)100克,当归25克,枸杞子、北芪各15克,生姜3片,阿胶25克,嫩母鸡1只(不超过800克重)。

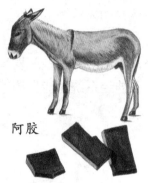

阿胶

【制用法】将嫩母鸡开膛,去肠及内脏,洗净,连同上述前5味药放在砂锅中,加水适量煮沸后,改用小火炖至鸡烂,再将阿胶下入,待阿胶溶化后调味。食用,连续多次,效果较明显。

【功效主治】补血壮阳,益气暖宫。用治妇女血虚体弱、子宫寒冷而久不受孕。

● 桃仁地龙汤

【配方】桃仁、当归、赤芍各10克,三棱、莪术、昆布各12克,路路通、地龙各18克,川芎6克。

【制用法】水煎服。每日1剂。

【功效主治】活血化瘀,通经活络。用治输卵管不通。

● 当归葛根汤

【配方】当归、制香附、菟丝子各15克,益母草、牡丹参、葛根各30克,牡丹皮12克,红花、川牛膝、沉香各10克,炒杜仲、川续断各24克。

【制用法】水煎服。每日1剂。

【功效主治】疏肝解郁,通经活血,调理冲任。用治不孕症。

● 乌梅党参汤

【配方】乌梅、党参各30克,远志、五味子各9克。

【制用法】水煎服。每日1剂。

【功效主治】用治女子不孕。

● 玉兰花汤

【配方】玉兰花将开未放者10朵。

【制用法】水煎服。

【功效主治】用治女性痛经不孕。

第五章

五官科民间偏方

五官科的疾病既令人痛苦烦恼，又常影响容貌。五官科常见疾病有口臭、牙痛、鼻炎、咽喉炎、沙眼、青光眼、老年性白内障等。本章为你精心挑选了一些治疗五官科疾病的老偏方，对症选用，会助你耳聪目明，口齿清新，远离牙痛、鼻炎等疾病。

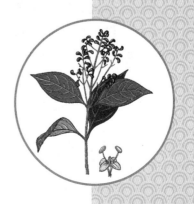

牙痛

牙痛是由牙病引起的，可分以下几种情况：龋齿牙痛为牙体被腐蚀有小孔，遇到冷、热、甜、酸时才感到疼痛；患急性牙髓炎可引起剧烈牙痛；患急性根尖脓肿，疼痛剧烈，呈持续性跳痛；急性智齿冠周炎，智齿萌出不全或阻生时，牙冠周围的软组织发生炎症导致疼痛。

● 酒煮黑豆

【配方】黑豆、黄酒各适量。

【制用法】以黄酒煮黑豆至稍烂。取其液漱口多次。

【功效主治】消肿止痛。用治热盛引起的牙痛、牙龈肿痛。

● 冰糖水

【配方】冰糖100克。

【制用法】清水1碗放入锅内，下冰糖煮溶，至只剩半碗水即成。1次饮完，每日2次。

【功效主治】清热润肺。用治虚火上升引起的牙痛。

● 丝瓜姜汤

【配方】丝瓜500克，鲜姜100克。

【制用法】将鲜丝瓜洗净后切段，鲜姜洗净后切片，再加水共煎煮3小时。日饮汤2次。

【功效主治】清热消肿止痛。用治牙龈肿痛、口干鼻燥、鼻腔出血(流鼻血)。

● 花椒浸酒

【配方】花椒15克，白酒50毫升。

【制用法】将花椒泡在酒内10～15日，过滤去渣。棉球蘸药酒塞蛀孔内可止痛。一般牙痛用药酒漱口亦有效。

【功效主治】消炎镇痛。用治虫蛀牙痛。

● 白菜根

【配方】白菜根1个。

【制用法】将白菜根洗净，捣烂后用纱布挤汁。左牙痛滴汁入左耳，右牙痛滴汁入右耳。

【功效主治】清热散风。用治风火牙痛。

韭菜根花椒泥

【配方】韭菜根10根，花椒20粒，香油少许。

【制用法】洗净，共捣如泥状，敷病牙侧面颊上。

【功效主治】止痛。用治牙痛。

咸鸭蛋蚝豉粥

【配方】咸鸭蛋2个，蚝豉100克，米150克。

【制用法】用水煮粥吃。

【功效主治】用治牙痛。

生地煮鸭蛋

【配方】生地黄50克，鸭蛋2个，冰糖5克。

【制用法】用砂锅加入清水2碗浸泡生地黄半小时，将鸭蛋洗净同生地黄共煮，蛋熟后剥去皮，再入生地黄汤内煮片刻，服用时加冰糖调味。吃蛋饮汤。

【功效主治】清热生津养血。用治风火牙痛、阴虚手心足心发热等。

胡椒绿豆纱球

【配方】胡椒、绿豆各10粒。

【制用法】将胡椒、绿豆用布包扎，砸碎，以纱布包作一小球，痛牙咬定，涎水吐出。

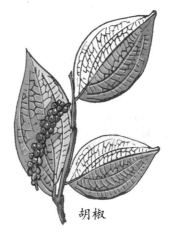

胡椒

【功效主治】清热止痛。用治因炎症和龋齿所引起的牙痛。

冰糖水煮油条

【配方】隔夜油条3根，冰糖100克，水2碗。

【制用法】煮至糖溶，1次服。

【功效主治】用治牙痛。

牙周病

牙周病是常见的口腔疾病之一，其特点是牙周组织呈慢性破坏，而自觉症状不明显。一般人常不注意，发生牙齿出血、溢脓、松动、移位，或出现牙周脓肿等症状，始来就医。若牙周病未经有效治疗，其牙齿丧失的数目常不是单个的，而是多数牙甚至全口牙同时受累。牙周病在成年之前很少发生，而在青壮年后发病率明显增高，随着年龄的增长，患病的人数增加，而且病情加重。因此，牙周病的早防早治很重要。牙龈出血、口臭是它的早期症状，一旦发现应及早治疗。中医学称之为"牙齿动摇""牙齿松动""齿动"，古代文献就有详细描述，治疗方法很多。

● 石膏金银花汤

【配方】生石膏（先煎）15～30克，知母9克，谷精草18克，金银花12克，蝉蜕6克，甘草3克。

【制用法】水煎服。轻者日服1剂，重者日服2剂。

【功效主治】用治牙周炎(急性)及牙齿疼痛。

● 芥菜秆末

【配方】芥菜秆。

【制用法】芥菜秆烧焦存性，研为细末。涂抹患处。

【功效主治】清热消肿，止痛。用治牙龈发炎、红肿疼痛。

● 桃柳树皮酒液

【配方】桃树皮、柳树皮各4克，白酒适量。

【制用法】砂锅放入白酒，以文火煎煮桃树皮、柳树皮，趁热含酒液漱口。当酒液含在口中凉后即吐出，日漱数次。

【功效主治】清热止痛，祛风散肿。用治风火牙痛和牙周发炎。

开水泡爬岩姜

【配方】爬岩姜15克。

【制用法】切细，用开水冲泡，漱口，日3次。

【功效主治】用治牙周病。

马鞭草汤

【配方】马鞭草30克。

【制用法】水煎服。每日1剂。

【功效主治】用治牙周病。

野泽兰五香藤汤

【配方】野泽兰、五香藤各30克。

【制用法】水煎服，每次40毫升，每日3次。

【功效主治】用治牙周病。

丝瓜蔓藤末

【配方】丝瓜蔓藤20克，阴干。

【制用法】火煅存性研末，搽牙缝。

【功效主治】用治牙周病。

明矾鲫鱼末

【配方】大活鲫鱼1尾，五倍子、明矾各6克。

【制用法】鲫鱼去肠留鳞，五倍子、明矾研末，纳入鱼腹，以黄泥封固烧存性，研为细末（或为丸），以黄酒送下，每次服3克，每日3次。

【功效主治】用治牙周病。

五倍子末

【配方】五倍子、干地龙（微炒）各15克。

【制用法】共研细末，用时先用生姜揩牙龈，后撒上药末。每晚1次，7日之内不咬硬物。

【功效主治】用治牙周病。

咽喉炎

咽喉炎是咽喉部位黏膜与黏膜下组织的炎症性疾病。发病初期，咽喉处感到发热、刺痒和干燥不舒服。病重者咽喉肿痛、喘急、胸膈不利、吞食疼痛，伴有畏寒、发热、全身不适的症状。声音变为嘶哑，严重时失声。喉内多痰而不易咳出，常黏附于声带表面。

 绿豆荷花汤

【配方】绿豆、荷花各30克，五味子6克。

【制用法】水煎服。每日1~2次。

【功效主治】用治咽喉炎。

 西瓜皮菊花汤

【配方】西瓜皮60克，白菊花、冰糖各20克。

【制用法】水煎服。每日2次。

【功效主治】用治咽喉炎。

丝瓜花五味子汤

【配方】丝瓜花、五味子各3克。

【制用法】水煎服。每日2次。

【功效主治】用治咽喉炎。

 柿霜硼砂末

【配方】柿霜、乌梅炭各3克，硼砂0.3克，大青盐少许。

【制用法】共为细末，含化之。

【功效主治】用治慢性咽炎。

 白糖腌海带

【配方】水发海带500克，白糖250克。

【制用法】将海带漂洗干净，切丝，放锅内加水适量煮熟，捞出，放在小盆里，拌入白糖腌渍1天后即可。食用，每日2次，每次50克。

【功效主治】软坚散结。用治慢性咽炎。

民间偏方

杏仁藕汤

【配方】藕100克，竹叶、杏仁（后下）各10克。

【制用法】水煎服。每日1~2次。

【功效主治】用治咽喉炎。

西瓜白霜

【配方】大西瓜1个，朴硝适量。

【制用法】在西瓜蒂上切1个小孔，挖去瓤及子，装满朴硝，仍以蒂部盖上，用绳缚定，悬挂于通风处，待析出白霜，以鹅毛扫下，研细，贮于瓶中备用。用时以笔管将白霜吹于喉部。

【功效主治】清热消肿。用治咽喉炎。

百合生地粥

【配方】生地黄30克，百合、粳米各50克，白糖适量。

【制用法】先将生地黄加水800毫升，煎半小时，去渣留汁于锅中，再将百合、粳米放入慢熬至粥成，下白糖，调匀。分1~2次空腹服。

【功效主治】用治胃肺伤阴而致咽喉微痛、咳声嘶哑的慢性咽喉炎。

猫爪草绿豆汤

【配方】猫爪草25克，绿豆50克。

【制用法】上药加适量水，煎取500毫升，分3次饮用。

【功效主治】用治慢性咽炎。

橄榄酸梅汤

【配方】橄榄60克，酸梅10克，白糖适量。

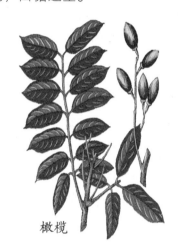

橄榄

【制用法】将橄榄、酸梅分别洗净去核，加水600毫升，小火煮半小时，去渣，下白糖溶化。代茶饮。

【功效主治】解毒利咽。用治急性咽炎、扁桃体炎、咳嗽痰多、酒醉烦渴。

耳 鸣

　　耳鸣为耳科疾病中的常见症状，患者自觉耳内或头部有声音，但其环境中并无相应的声源，而且愈是安静，感觉鸣音越大。耳鸣音常为单一的声音，如蝉鸣声、汽锅声、蒸汽机声、嘶嘶声、铃声、振动声等，有时也可为较复杂的声音。可以是间歇性，也可能为持续性，响度不一。一些响度较高的持续性耳鸣常常令人寝食难安。引起耳鸣的原因较多，各种耳病均可发生耳鸣，如耵聍栓塞、咽鼓管阻塞、鼓室积液、耳硬化症等；内耳疾病更易引起此症，如梅尼埃病。此外，高血压、低血压、贫血、白血病、神经官能症、耳毒药物等均可引起耳鸣。中医学认为，耳鸣多为暴怒、惊恐，肝胆风火上逆，以致少阳经气闭阻所致，或因外感风邪，壅遏清窍，或肾气虚弱，精气不能上达于耳而成，有的还伴耳内作痛。

● 热盐枕耳

　　【配方】盐适量。

　　【制用法】将盐炒热，装入布袋中。以耳枕之，袋凉则换，坚持数次，即可见效。

　　【功效主治】用治耳鸣。

● 葵花子壳汤

　　【配方】葵花子壳15克。

　　【制用法】将葵花子壳放入锅中，加水1杯煎服。日服2次。

　　【功效主治】用治耳鸣。

● 芹菜槐花汤

　　【配方】芹菜100克，槐花、车前子（包煎）各20克。

　　【制用法】水煎服。每日2次。

　　【功效主治】用治耳鸣。

● 三七花蒸酒酿

　　【配方】三七花10克，酒酿50克。

　　【制用法】同装于碗中，隔水蒸熟。分1～2次连渣服，连服

7日。

【功效主治】用治耳鸣。

 韭菜汁或猫尿

【配方】韭菜适量。

【制用法】将韭菜榨汁，取韭菜汁1滴，滴入耳内，虫自出。或猫尿滴耳也可(用大蒜头擦猫鼻子，猫便撒尿)。

【功效主治】驱入耳之虫。

 乌雄鸡

【配方】乌雄鸡1只，无灰酒2升。

【制用法】以无灰酒煮熟乌雄鸡，趁热食，每日1只，连食3～5只。

【功效主治】用治肾虚耳鸣。

 白毛乌骨雄鸡

【配方】白毛乌骨雄鸡1只，甜酒1200毫升。

【制用法】同煮，去酒食肉，共食用3～5只即可。

【功效主治】用治耳鸣。

香葱猪皮

【配方】猪皮、香葱各60～90克。

【制用法】将猪皮和香葱一同剁烂，稍加精盐，蒸熟后1次吃完，连吃3日。

【功效主治】用治耳鸣。

 鸡蛋青豆汤

【配方】鸡蛋2个，青豆、红糖各60克。

【制用法】加水煮熟，空腹服用，每日1剂。

【功效主治】用治耳鸣。

龙胆草泽泻汤

【配方】龙胆草10克，泽泻15克。

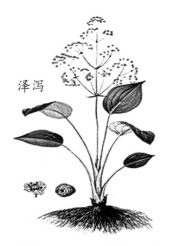

泽泻

【制用法】水煎服，每日2次。

【功效主治】用治耳鸣。

耳 聋

耳聋是指不同程度的听力减退，轻者在缩短距离或声音加大之后，尚可听清；重者则听不到任何声响。按发生的时间可分为先天性耳聋和后天性耳聋两类；按病变的性质可分为器质性耳聋和功能性耳聋；按病变发生的部位可分为传导性耳聋、感音性耳聋和混合性耳聋3类。引起耳聋的原因很多，任何外耳道的病变，如耵聍栓塞、外耳道闭锁等，使外耳道阻塞；外伤，如颅脑外伤或颞骨骨折，伤及内耳结构；中耳炎症，如咽鼓管炎、化脓性中耳炎等；中耳肿瘤；耳硬化症，病变侵入镫骨底，以致镫骨固定等，均可引起耳聋。

● 猪肾人参粥

【配方】猪肾1对，粳米100克，葱白2根，薤白10克，人参3克，防风6克。

【制用法】猪肾去膜切片，除粳米外其余研为末，所有材料一起煮粥食用。

【功效主治】用治老人耳聋。

● 柴胡川芎煎

【配方】柴胡、川芎、石菖蒲各12克，制香附、骨碎补各9克，六味地黄丸(包煎)30克。

【制用法】先把上药用水浸泡30分钟再放火上煎煮，水开后15分钟即可。每剂煎2次，将2次煎出的药液混合。每日1剂，日服2次。

【功效主治】用治肾虚耳聋。

● 党参磁石汤

【配方】党参、黄芪各15克，丹参、骨碎补、补骨脂、黄精、何首乌、淫羊藿各12克，川芎、五味子各9克，磁石（先煎）30克。

【制用法】水煎服。每日1剂。

【功效主治】益气活血，补肾填精。用治神经性耳聋、老年性耳聋、药毒性耳聋。

● 柴胡香附汤

【配方】柴胡、制香附各50克，川芎25克。

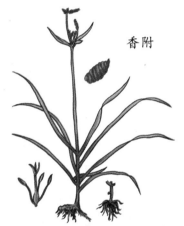

香附

【制用法】共研极细末，每日3次，每次9克，温开水吞服。

【功效主治】用治外伤性耳聋。

● 桃仁红花药酒

【配方】桃仁（研泥）、红花、鲜姜（切碎）各9克，赤芍、川芎各3克，大枣（去核）7枚，老葱白（切碎）3根，人工麝香（用2次）0.15克。

【制用法】用黄酒250毫升，将前7味药煎至1盅，去渣，然后将人工麝香入酒内，再煎2沸，晚间睡眠前服。每日早晨再服通气散1次。

【功效主治】用治年久耳聋。

● 细辛黄蜡丸

【配方】细辛3克，黄蜡适量。

【制用法】细辛研为细末，熔黄蜡为丸，如绿豆大，棉裹1丸入耳内。

【功效主治】用治耳聋。

● 葛根甘草煎

【配方】葛根20克，甘草10克。

【制用法】将葛根、甘草水煎2次，每次用水300毫升煎半小时，两次混合。分2次服。

【功效主治】改善脑血流，增加内耳供血。用治突发性耳聋。

● 酒服菊花糊

【配方】菊花、木通、石菖蒲各5克。

【制用法】捣烂用酒服之。

【功效主治】用治耳聋。

沙 眼

沙眼是由沙眼衣原体引起的一种慢性传染性结膜角膜炎。有发痒、流泪、怕光、疼痛、分泌物多、异物感等症状。严重者可造成眼睑内翻、倒睫、角膜损害、视力减弱，甚至失明。

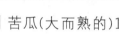

● 苦瓜霜

【配方】苦瓜(大而熟的)1个，芒硝15克。

【制用法】将苦瓜去子留瓤，装入芒硝，悬于通风处，数日后瓜外透霜，刮取备用。每次用少许点眼，早晚各点1次。

【功效主治】用治沙眼。

● 桑盐汤

【配方】桑叶15克，青盐6克。

【制用法】泡水，澄清，洗眼，每日2～3次。

【功效主治】用治沙眼。

● 夜凤汤

【配方】夜明砂、草决明、蝉蜕各9克，凤凰衣6克。

【制用法】以米醋将药煎后洗眼，每日2次，7日愈。

【功效主治】用治一切新老沙眼痒甚。

● 冰片硼砂猪胆散

【配方】鲜猪胆1枚，冰片、硼砂各1.5克，黄连3克。

【制用法】将后3味药共研细末，纳入猪胆内，阴干，再研极细粉末。装瓶，密封，勿使漏气。每次用少许点眼。每日2～3次。

【功效主治】用治沙眼。

● 归芎汤

【配方】全当归、生地黄、实条芩、沙蒺藜、杭白芍、红花各6克，川芎4.5克，防风、川羌活各9克。

【制用法】水煎服。

【功效主治】沙眼，内眼睑

滤泡增生。

黄连西瓜霜液

【配方】黄连、西瓜霜各5克，月石0.2克。

【制用法】加水2杯，煮沸1小时后，过滤。取成药100毫升。每日洗眼3~4次。

【功效主治】用治沙眼。

黄柏汤

【配方】黄柏30克。

【制用法】加水500毫升，煮沸半小时，过滤，每日点眼3~4次，每次1~2滴。

【功效主治】用治沙眼。

桑菊汤

【配方】霜桑叶、野菊花、白朴硝各6克。

【制用法】水煎取1大碗，澄清，分3次洗眼。

【功效主治】用治沙眼。

连瓜汤

【配方】黄连、西瓜霜各5克，西月石0.2克。

【制用法】加水200毫升，煮沸1小时后，过滤取汁约100毫升。每日洗眼3~4次。

【功效主治】用治沙眼。

蒲公英茎白汁

【配方】蒲公英适量。

【制用法】洗净，折茎取白汁，煮沸半小时，过滤。每日点眼3~4次，每次1~2滴。

【功效主治】用治沙眼。

莴苣白汁

【配方】莴苣适量。

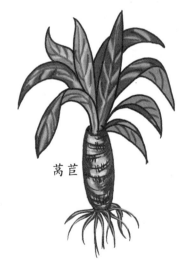

莴苣

【制用法】折断，取白汁，点眼。

【功效主治】用治沙眼。

青光眼

青光眼是指由于眼压增高而引起的视乳头损害和视功能障碍的一种眼病，包括原发性青光眼、继发性青光眼和先天性青光眼，中医有青风内障、绿风内障、黄风内障、黑风内障、乌风内障之分，统称为"五风内障"，基本病机为气机郁结、肝胆火炽、神水积滞等所致。

● 黄连羊肝丸

【配方】白羊肝1具(竹刀切片)，黄连30克，熟地黄60克。

【制用法】将黄连、熟地黄研末，与羊肝同捣为丸，如梧子大。茶水送服50～70丸，日服3次。

【功效主治】用治青光眼，症见望之如好眼，自觉视物不见。

● 黑豆黄菊汤

【配方】黑豆100粒，黄菊花5朵，皮硝18克。

【制用法】水1大杯，煎至七成。趁温熏洗，5日一换，常洗有效。

【功效主治】用治青光眼、双目不明、瞳仁反背。

● 黄芩升麻汤

【配方】黄芩、北沙参、当归、陈皮、菊花、密蒙花各4.5克，白术、甘草、柴胡、升麻、决明子各6克，谷精草、半红大枣各3克。

【制用法】水煎服。每日2次。

【功效主治】用治青光眼。

● 龙胆草茺蔚子汤

【配方】龙胆草、山栀子、赤芍、菊花各12克，黄芩18克，夏枯草、茺蔚子各30克，生地黄、石决明、大黄各15克，荆芥穗、半夏、甘草各9克。

【制用法】水煎服。

【功效主治】用治肝郁化火型青光眼。

地黄汤

【配方】生地黄、熟地黄各18克，牡丹皮、泽泻、茯苓、怀山药各15克，山萸肉、茺蔚子、菊花、当归、赤芍、知母各12克，荆芥穗9克。

【制用法】水煎服。重者日2剂，缓解症状后每日1剂。

【功效主治】用治阴虚火旺型青光眼。

萆薢眼药水

【配方】萆薢10克。

【制用法】加水500毫升浓煎为10毫升左右，过滤后装入眼药瓶，点眼，5分钟1次，半小时左右瞳孔缩小，延长至半小时点眼1次，直至瞳孔恢复正常。

【功效主治】用治青光眼。

夏枯草珍珠母汤

【配方】夏枯草30克，香附、当归、泽泻各10克，醋白芍、熟地黄、钩藤（后下）、乌梅各15克，珍珠母（先煎）、车前草各25克，荷叶、菊花各20克，川芎5克，甘草、琥珀(冲服)各3克。

【制用法】水煎服。每日1剂。

【功效主治】滋阴潜阳，平肝清热。用治绿风内障。

当归白芍汤

【配方】当归、熟地黄各3克，川芎、白芍各6克。

【制用法】水煎服，日服2次。

【功效主治】用治青光眼。

老年性白内障

白内障是常见眼病和主要致盲原因之一，其中老年性白内障是最常见的白内障。本病是在全身老化、晶状体代谢功能减退的基础上由于多种因素形成的晶状体疾患。近年的研究说明，遗传、中毒、紫外线、全身疾患(如高血压、糖尿病、动脉硬化等)、营养状况等因素均可引起晶状体变混浊。中医称之为"圆翳内障""白翳黄心内障"等，本病多因年老体弱、肝肾两亏、精血不足，或脾失健运、精不上荣所致。另外，肝经郁热及湿浊上蒸也可致病。

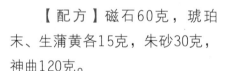

● 磁石神曲蜜丸

【配方】磁石60克，琥珀末、生蒲黄各15克，朱砂30克，神曲120克。

【制用法】共研细末，炼蜜为丸。每日早、中、晚各服9克。

【功效主治】用治白内障。

● 地黄枸杞丸

【配方】生地黄、熟地黄、麦冬、玄参、钩藤各20克，白芍、茺蔚子各15克，当归、白术、云茯苓、菊花、青葙子、决明子各12克，枸杞子、石决明各

30克，车前子、防风、红花、香附各10克。

【制用法】水泛为丸，青黛为衣，每次6～10克，每日2次。

【功效主治】滋养肝肾，清肝健脾，祛障明目。用治未成熟白内障。

● 熟地药粉点眼

【配方】珍珠粉、川椒各5克，螺蛳壳粉、熟地黄各30克，炉甘石粉、枸杞子、菟丝子、楮实子、怀牛膝、当归、五味子各20克。

【制用法】以上草药除粉状药外煎汤去渣，澄清药液入余药

粉晒干研细，点眼。

【功效主治】退障明目。用治各种原因引起的早期白内障。

浮水甘石

【配方】浮水甘石9.4克，珍珠母（先入）6.2克，白水砂1.6克，琥珀、珊瑚末、熊胆、人退、白丁香各3.13克，梅片少许。

【制用法】外用。

【功效主治】退翳明目。用治早期白内障。

熟地党参汤

【配方】熟地黄、党参、茯苓、炒山药各15克，菊花、黄精、制首乌、沙苑子、白芍、枸杞子、当归、女贞子、制桃仁各12克，川芎9克，红花、车前子（包煎）、六曲、夏枯草各10克，陈皮6克。

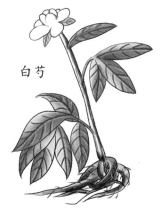
白芍

【制用法】水煎服。

【功效主治】用治老年性白内障初发。

珍珠朱砂粉

【配方】珍珠粉0.5克，飞炉甘石2.4克，冰片1.5克，朱砂15克。

【制用法】研极细末。点眼，每天点3～5次。

【功效主治】用治白内障。

鼻 炎

鼻炎是指鼻腔黏膜炎症，有急性和慢性两种。急性鼻炎大多因受凉后身体抵抗力减弱，病毒和细菌相继侵入引起，也可为某些以呼吸道为主的急性传染病的鼻部表现。急性鼻炎屡发可转为慢性，一些心脏病或肾脏病患者，因鼻腔长期或经常瘀血也可造成慢性鼻炎，还有某些其他病症及粉尘、气体、温湿度急剧变化均可引起此病。增强体质、注意冷热、加强劳动保护等是预防鼻炎的重要措施。

● 双豆汤

【配方】绿豆、防风、石菖蒲各15克，淡豆豉20克，生甘草、辛夷（包煎）各10克，细辛3克。

【制用法】水煎服。每日服1剂。

【功效主治】散寒除浊，开达肺窍。用治过敏性鼻炎。

● 丝瓜藤炖猪肉

【配方】丝瓜藤（取近根部位的）2～3米，瘦猪肉60克，精盐少许。

【制用法】将丝瓜藤洗净，切成数段，猪肉切块，同放锅内加水煮汤，临吃时加精盐调味。

饮汤吃肉，5次为1个疗程，用1～3个疗程。

【功效主治】清热消炎，解毒通窍。用治慢性鼻炎急性发作、萎缩性鼻炎之鼻流脓涕、脑重头痛。

● 川芎猪脑

【配方】猪脑（或牛脑、羊脑）2副，川芎、白芷各10克，辛夷（包煎）15克。

【制用法】将猪脑剔去红筋，洗净，备用。将川芎等3味中药加清水2碗，煎至1碗。再将药汁倾炖盅内，加入猪脑，隔水炖熟。饮汤吃猪脑，常用有效。

【功效主治】通窍补脑，祛风止痛。用治慢性鼻炎之体质虚弱者。

斑蝥栀子末熏鼻

【配方】斑蝥25克，藜芦20克，雄黄、紫草茸、诃子、川楝子、栀子、白檀香各50克。

【制用法】以上8味药粉碎成细末过筛，取适量放在无烟炭火上熏鼻。

【功效主治】用治急慢性鼻炎，均有效。

鹅不食草细辛粉代鼻烟

【配方】鹅不食草、白芷、全蝎各2克，细辛6克，薄荷、青黛各1克，川芎1.5克。

【制用法】以上各药共研细末后代鼻烟用，每日数次，也可用湿药棉蘸药粉塞鼻约30分钟取出即可，每日2次。

【功效主治】用治各类鼻炎，鼻痒、鼻塞。

芝麻油滴鼻

【配方】芝麻油适量。

【制用法】以芝麻油滴入每侧鼻腔3滴，每日3次。

【功效主治】清热润燥，消肿。用治各种鼻炎。

鹅不食草羌活蒸汽熏鼻

【配方】鹅不食草30克，白芷2克，羌活15克，菊花12克，冰片5克。

【制用法】研粗末，倒入洗净的空葡萄糖瓶内，加开水，待瓶内放出蒸汽时，患者将鼻孔对准瓶口吸入蒸汽。每日2次，连用3～5日。

【功效主治】用治急性鼻炎。

苍耳子麻油涂鼻

【配方】苍耳子50克。

【制用法】将苍耳子轻轻捶破，放入小砂锅中，加入麻油50毫升，用文火煮沸，去苍耳子。待油冷后，装入干燥清洁的玻璃瓶内备用。用时取消毒棉签蘸油少许，涂于鼻腔内，每日2～3次，2周为1个疗程。

【功效主治】用治慢性鼻炎。

苍耳子金银花汤

【配方】苍耳子、连翘各12克，辛夷、炒栀子、黄芩、炒杏仁（后下）、桔梗、野菊花各10克，白芷、薄荷（后下）各6克，金银花20克，带须葱白3根。

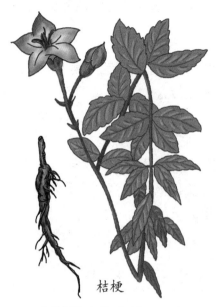

桔梗

【制用法】水煎服。每日1剂。

【功效主治】清肺消炎通窍。用治急慢性鼻炎。

生麻黄天葵子汤

【配方】生麻黄6~10克，

辛夷、苍耳子、石菖蒲、鬼箭羽、天葵子各10克，细辛3克，七叶一枝花15克。

【制用法】水煎服。每日1剂。

【功效主治】宣肺通窍，行瘀泄热。用治慢性鼻炎。

辛夷连翘汤

【配方】辛夷（包煎）30克，薄荷（后下）、白芷、桔梗各6克，苍耳子、桑叶、菊花各9克，金银花、连翘各12克，升麻、荆芥穗、甘草各3克。

【制用法】水煎服。每日1剂。

【功效主治】清热消炎，散风寒。用治鼻炎，症见鼻塞、流鼻涕、头晕疼痛。

第六章

皮肤科民间偏方

皮肤是人体对抗疾病的第一道防线，它具有调节体温、防御微生物的侵袭等作用。但是，由于现代工业快速发展带来的各种有毒有害的物理、化学等污染物的增加，以及社会激烈竞争带来的精神压力等，对皮肤造成危害而出现种种问题。再加上身体其他病症，使皮肤疾患表现多样而复杂，如湿疹、痱子、痤疮、冻疮、脱发、白发等。下面介绍一些治疗皮肤科疾病的老偏方，以帮助病人消除皮肤病的烦恼。

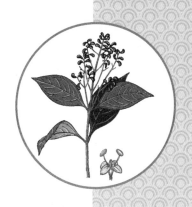

湿 疹

　　湿疹是一种由多种内外因素引起皮肤过敏反应的疾病。急性湿疹常表现为红斑、丘疹、水疱、脓疮、奇痒等，并在皮肤上呈弥漫性发布。慢性湿疹由急性湿疹演变而来，反复发作，长期不愈，常见皮肤肥厚、表面粗糙，患部皮肤呈暗红色，可有色素沉着，呈癣样。男女老幼皆可发病，无明显的季节性，冬季较常发生。

● 黄连蜂巢膏

　　【配方】川黄连6克，蜂巢3个，凡士林80克。

　　【制用法】将黄连研极细末，蜂巢研末，再加凡士林，文火熔化，搅拌成油膏，先用2％温盐水洗净患处，后涂油膏。注意不可用热水烫，越烫越坏。

　　【功效主治】散风祛湿。用治湿疹。

● 蝉蜕龙骨膏

　　【配方】蝉蜕、凡士林各30克，龙骨15克。

　　【制用法】将蝉蜕、龙骨研为末，用凡士林调为软膏，涂患处。

　　【功效主治】散风祛湿。用治湿疹。

● 绿豆粉香油糊

　　【配方】绿豆粉、香油各适量。

　　【制用法】将绿豆炒至呈黄色，待凉研细末，用香油调匀。敷患处。

　　【功效主治】清热祛湿。用治湿疹流黄水。

● 紫甘蔗皮香油糊

　　【配方】紫甘蔗皮、香油各适量。

　　【制用法】紫甘蔗皮烧存性，研细末，香油调匀。涂患处。

【功效主治】清热解毒止痒。用治皮肤瘙痒、湿烂。

蕹菜水烫洗

【配方】蕹菜。

【制用法】将蕹菜洗净，加水煮数沸。趁热洗患处。

【功效主治】清热祛湿止痒。用治皮肤湿痒。

蚕豆皮香油糊

【配方】蚕豆皮、香油各适量。

【制用法】将蚕豆浸泡软后，剥其皮晒干。用火将蚕豆皮烘烤极焦，研成细末过筛，用香油调拌均匀。敷于患处，每日1次。

【功效主治】利湿化滞，收敛医疮。用治湿疹，对头、耳、颜面之急性湿疹效果较佳。

胡桃仁糊

【配方】胡桃仁适量。

【制用法】将胡桃仁捣碎，炒至焦黑出油为度，研成糊状。

敷患处，连用可愈。

【功效主治】滋阴润燥，解毒祛湿。用治各种湿疹。

玉米须香油糊

【配方】玉米须适量。

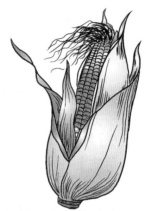

【制用法】将玉米须烧灰存性，研为末，以香油调拌，外敷患处。

【功效主治】清利湿热。用治湿疹。

菊花茶

【配方】菊花5克。

【制用法】开水冲泡，饮用。

【功效主治】用治湿疹。

痱 子

　　痱子是一种夏令常见的皮肤损害，当外界气温增高时，汗液分泌过多而停留于皮肤表面导致的炎症性皮肤病，多表现为密集的红色粟粒疹或小疱，感染后可发展成脓疱疮或疖肿，发生部位以头面、胸、腹、肩颈、肘窝和股部较多，有瘙痒和灼热感。

丝瓜叶汁

　　【配方】鲜嫩丝瓜叶适量。

　　【制用法】洗净，切碎，捣如泥状，用干净纱布绞挤汁液。以汁涂搽患处，每日1~2次。

　　【功效主治】用治痱子、疖肿、癣等。

黄瓜片外涂

　　【配方】黄瓜1条。

　　【制用法】洗净，切片。涂擦患处，每日洗澡后及临睡前各1次。

　　【功效主治】清热解毒。用治痱子。

苦瓜汁外涂

　　【配方】鲜苦瓜1个。

　　【制用法】将苦瓜切丝，装碗中，加精盐1撮(0.3~0.5克)，搅拌，腌制几分钟，挤取汁搽患处，每天1~2次。

　　【功效主治】清热解毒。用治痱子，1~2日即可见效。

马齿苋汁外涂

　　【配方】鲜马齿苋150克。

　　【制用法】将马齿苋切碎，加水200毫升，煎15分钟，弃渣取汁，凉后外涂，每日5~6次。

　　【功效主治】清热解毒。用治痱子。一般2~3日可消除。

滑石甘草末

　　【配方】滑石30克，冰片2克，甘草5克。

　　【制用法】共研细末，撒患处，每日2~3次。

　　【功效主治】用治痱子。

民间偏方

冬瓜汁外用

【配方】冬瓜适量。

【制用法】将冬瓜去皮切片绞汁，外擦患处。

【功效主治】用治痱子。

鱼腥草外洗

【配方】鲜鱼腥草120克。

【制用法】取鱼腥草水煎，待温洗浴。1日1次。

【功效主治】用治痱子。

【备注】在治疗期间应给患者多饮水，且保持皮肤干燥、清洁。轻者1次可愈，重者4次可消肿止痒而渐愈。

花椒水外洗

【配方】花椒30克。

【制用法】将花椒加水3000毫升，煎煮，待温后洗患处。

【功效主治】杀虫止痒，用治痱子。

苦瓜叶外涂

【配方】鲜苦瓜叶适量。

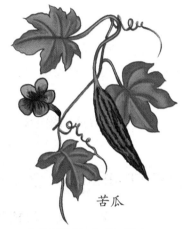

苦瓜

【制用法】捣烂如泥，挤汁，涂搽患处，每日3次。

【功效主治】清暑解毒，用治身体各部的痱子。

石膏茶叶末

【配方】生石膏50克，茶叶10克。

【制用法】共研细末，撒患处，每日1~2次。

【功效主治】用治痱子。

痤 疮

痤疮又称粉刺，是青春期常见的皮肤病。好发于青年男女，以面、胸、背部为主的毛囊、皮脂腺的慢性炎症，多由过食肥甘厚味、脾胃虚热、外受风邪等因素所致。该病与中医的"肺风粉刺"相类似。主要表现为患者颜面等处发生散在的针头或米粒大小的丘疹，可见白头或黑头，可挤出粉渣样分泌物。

● 香蕉荷叶山楂汤

【配方】香蕉2只，山楂30克，荷叶1张。

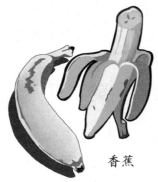

香蕉

【制用法】将荷叶剪成小块，山楂洗净，香蕉切段。加水500毫升，煎至300毫升，分2次食香蕉喝汤。

【功效主治】用治痤疮。

● 橙核糊敷脸

【配方】橙核适量。

【制用法】晒干，研极细末，以水调。临睡前涂抹面部，次晨洗掉。

【功效主治】润肌散结。用治粉刺、痤疮。

● 苡仁穿心莲汤

【配方】穿心莲、薏苡仁、败酱草各30克。

【制用法】水煎服，每天1剂，分2次服。

【功效主治】清热解毒。用治痤疮。

● 白果仁片擦脸

【配方】白果仁适量。

【制用法】每晚睡前用温水将患部洗净（不能用肥皂或香皂），然后将白果仁切成片，反复擦患部，边擦边削去用过的部分，每次用1~2粒即可。

【功效主治】解毒排脓。用治痤疮。据观察，一般用药7~10次后即可获效。

生枇杷叶天冬汤

【配方】生枇杷叶去毛（包煎）、霜桑叶、麦冬、天冬、黄芩、杭菊花、细生地黄、白茅根、白鲜皮各12克，地肤子、牛蒡子、白芷、桔梗、茵陈、牡丹皮、苍耳子各9克。

【制用法】水煎服，每日1剂。

【功效主治】用治痤疮。

银花连翘汤

【配方】金银花30克，连翘、黄芩、川芎、当归各12克，桔梗、牛膝各9克，野菊花15克。

【制用法】水煎服。每日1剂。

【功效主治】用治痤疮。

白花蛇舌草玄参汤

【配方】白花蛇舌草、半枝莲各30克，薏苡仁、苍术、玄参各20克，板蓝根25克，莪术、牡丹皮各15克，甘草10克。

【制用法】水煎服。

【功效主治】治粉刺。

土茯苓黄柏汤

【配方】土茯苓30克，生地榆、黄柏、地肤子、金银花、板蓝根各15克，蒲公英、茜草、赤芍各10克。

【制用法】水煎服。每日1剂。

【功效主治】清热解毒，活血祛湿。用治痤疮。

白果汁外涂

【配方】白果适量。

【制用法】将药洗净，切开，绞汁，取汁频涂患部，干后再涂，直至汁尽，每日用2~3粒。

【功效主治】解毒排脓，平痤除死皮。用治痤疮。

浮萍苍耳子汤

【配方】浮萍、苍耳子各15克。

【制用法】水煎，洗脸，每日1次。

【功效主治】用治痤疮。

冻 疮

冻疮是指局部皮肤、肌肉因寒气侵袭，血脉凝滞，造成局部血液循环障碍，而致皮肉损伤的疾患。常由耐寒性差，或暴冷着热，或暴热着冷等引起。多患于手、足、耳郭等暴露部位，初起局部皮肤呈苍白漫肿、麻木冷感，继则呈青紫色，或有斑块、边缘赤红、自觉灼痛、瘙痒。轻者10天左右自行消散，重者则疼痛加剧，可出现紫血疮，皮肤溃烂，一般收口缓慢，至天暖才愈。严重的有水疱，破后可形成溃疡，瘙痒，烧灼感，甚至痛感。

● 红辣椒酒

【配方】新红辣椒50克，白酒100毫升。

【制用法】将新红辣椒洗净切碎，用白酒泡5～7日。涂擦患处。溃烂处不宜涂擦。

【功效主治】用治冻疮。

● 茄根汤

【配方】茄根适量。

【制用法】以茄根7～8条，劈碎用水煮沸，于临睡前煎汤熏洗患部，每晚1次，连续2～3次。

【功效主治】用治冻疮未破溃。

● 蛋黄油

【配方】鸡蛋1枚。

【制用法】将鸡蛋煮熟，取出蛋黄放在铁勺中，以文火烤熬。取析出的蛋黄油敷患处，并用纱布包扎，几日后，溃烂处即会愈合结痂。

【功效主治】解热毒，补阴血。用治冻疮溃烂。

● 蟹末蜂蜜糊

【配方】活蟹1只，蜂蜜适量。

【制用法】活蟹烧存性，研成细末，以蜂蜜调匀。涂于患处，每日更换2次。

【功效主治】清热解毒，疗疮排脓。用治冻疮溃烂不敛。

生姜外搽

【配方】生姜1块。

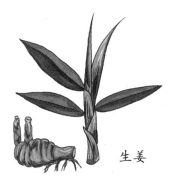

生姜

【制用法】将生姜煨热，切开搽患处。每日2次。

【功效主治】用治冻疮未溃。

熟大蒜外涂

【配方】大蒜1个。

【制用法】将大蒜去皮放锅内蒸熟后取出。涂擦1～2次即可见效。

【功效主治】用治冻疮。

鲜松针汤

【配方】鲜松针适量。

【制用法】将鲜松针水煎。浸洗患处，每日2次。

【功效主治】用治冻疮。

荆芥苏叶汤

【配方】荆芥、紫苏叶、桂枝各15克。

【制用法】将上3味药加清水2000～3000毫升，煮沸后温洗患处，每日1～2次。

【功效主治】用治冻疮。

山药泥

【配方】山药1段。

【制用法】将山药洗净，捣泥敷之，隔夜即效。

【功效主治】用治冻疮每年冬季复发者。

山楂糊

【配方】鲜山楂100克。

【制用法】将山楂烧熟捣烂，敷患处。

【功效主治】活血散瘀。用治新旧冻疮。

熟萝卜外敷

【配方】萝卜适量。

【制用法】将萝卜切厚片，煮熟。敷患处，凉则换。每日数次。

【功效主治】用治冻疮未破。

脱 发

脱发是由多种原因引起的毛发明显脱落的现象。生理性的脱发可见于妊娠、分娩等；病理性的脱发可见于伤寒、肺炎、痢疾、贫血及癌症等疾病。另外，用脑过度、营养不良、内分泌失调等也可能引起脱发。在临床上分为先天性脱发、症状性脱发、营养性脱发、感染性脱发等。中医学认为，脱发多由肾虚、血虚，不能上荣于毛发，或血热风燥、湿热上蒸所致。

● 食盐水洗头

【配方】食盐15克。

【制用法】将食盐加入1500毫升温开水，搅拌均匀，洗头，每周1～2次。

【功效主治】长期应用，可防止脱发。

● 柚子核外涂

【配方】柚子核25克。

【制用法】将柚子核用开水浸泡约1昼夜。用核及核液涂拭头发，每日2~3次。

【功效主治】用治头发枯黄、脱发。

● 醋水洗头

【配方】陈醋200毫升。

【制用法】陈醋加水500毫升，烧热洗头，每早1次，宜常洗。

【功效主治】用治头发脱落、头皮痒、头屑多。

● 透骨草汤

【配方】透骨草45克。

【制用法】每日1剂，水煎，先熏后洗头，熏、洗各20分钟，洗后勿用水冲洗头发。连用4～12日。

【功效主治】祛风除湿，活血祛瘀。用治脂溢性脱发。

● 首乌汤

【配方】制何首乌24克，熟地黄、侧柏叶、黄精各15克，枸杞子、骨碎补各12克，当归、白芍各9克，大枣5枚。

【制用法】水煎服。

【功效主治】用治脱发。

● 何首乌粥

【配方】何首乌30～60克，粳米100克，大枣5枚。

【制用法】用何首乌在砂锅里煎取浓汁去渣，放入粳米、大枣，文火煮粥，将成粥时可加入红糖或冰糖，再煮沸片刻即可，每日服用1～2次。

【功效主治】用治脱发。

● 榧子胡桃雪水梳头

【配方】榧子3枚，胡桃2个，侧柏叶30克。

【制用法】将药共捣浸雪水梳头，洗后其头发不脱落，而且光润。

【功效主治】本方尤适用于肾虚型脱发。

● 侧柏叶

【配方】侧柏叶若干。

【制用法】将侧柏叶阴干研细，以香油浸之。每天早晨蘸油刷头，头发长出后，用猪胆汁适量加入温水中洗头。

【功效主治】本方尤适用于妇女脱发。

● 当归白芷粉

【配方】当归、何首乌、白鲜皮、王不留行、白芷各等份。

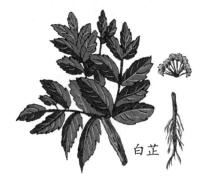
白芷

【制用法】上药经过粉碎、笼蒸消毒后包装，每包10克，密封保存。每晚用该药撒于头皮发根上，次日清晨梳去。每包一般可用3次。1个月为1个疗程。

【功效主治】用治脂溢性脱发。

癣

　　癣是霉菌引起的传染性皮肤病，主要包括头癣、手癣和脚癣等。

　　头癣是发生于头部毛发及皮肤的癣。表现为头发无光泽、脆而易断，头皮有时发红，有脱屑或结痂。结黄痂，可致永久性秃发的是黄癣，脱白屑而不损害毛发生长的是白癣，均有传染性。口服灰黄霉素有效，还应配合剃发、清洗患处并涂药。

　　手癣是由于霉菌侵犯手部表皮所引起的皮肤病，多由足部传染而来，亦可直接发病。其临床特点是初起紫白斑点、瘙痒，之后叠起白皮而脱屑，日久则皮肤粗糙变厚延及全手。本病入冬易皲裂疼痛。

　　脚癣俗称脚湿气或香港脚，是由霉菌侵入足部表皮所引起的皮肤病。通过与患者共用拖鞋、擦脚布等传染。该病流行广泛，常发生在趾间或足底，表现为局部皮肤糜烂发白，奇痒难忍，抓破后露出红润面，常继发感染。中医学认为，其病因多为湿热下注，或因久居湿地染毒所致。

● 轻粉苦参汤

　　【配方】轻粉3克，冰片5克，硼砂、苦参各30克，白鲜皮、土茯苓、黄柏、雄黄各20克，蜈蚣1条。

　　【制用法】将后6味药加水2500毫升，煎至2000毫升去火，再加入前3味药搅匀即可。先熏后洗头皮30分钟，每日1次。

　　【功效主治】用治头癣。

● 五倍子醋水

　　【配方】五倍子30克。

　　【制用法】将五倍子煎汁，以米醋120毫升调和，涂之，初觉痛，1日涂数次，连涂3日。

　　【功效主治】杀虫治癣。用治头癣。

● 野菊花汤

　　【配方】野菊花全株适量。

【制用法】将野菊花根、茎、叶用清水洗净。按野菊花60克、水500毫升的比例，放在锅里煮开1~2个小时，去渣后用煎出的水洗头癣，洗时一定要把癣皮洗去，连洗3日。

【功效主治】解毒消肿，杀虫治癣。用治头癣。

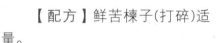

苦楝子浮油

【配方】鲜苦楝子(打碎)适量。

【制用法】将苦楝子放在植物油(最好是棉籽油)内熬煎，冷后用上面的浮油搽头癣，隔天搽1次。先剃光头，用苦楝皮煎水洗头后搽药。

【功效主治】用治头癣。

芦荟甘草粉

【配方】芦荟30克，炙甘草15克。

【制用法】将芦荟晒干和炙甘草共为细末，用热水将患处洗净，敷药粉于患处，连涂数次。

【功效主治】泄热导积，杀虫消炎。用治头癣。

蜂房猪油糊

【配方】露蜂房适量。

【制用法】将露蜂房洗净，焙干研末，用猪油调敷。

【功效主治】祛风攻毒，散肿止痛。用治头癣。

藿香正气水

【配方】藿香正气水1瓶。

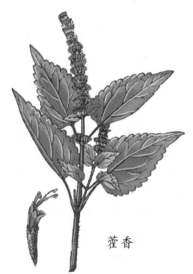

藿香

【制用法】将患足置于温热水中浸泡洗净，擦干，再将藿香正气水涂于趾间患处，早、中、晚各1次。5日为1个疗程。

【功效主治】用治足癣。

白头翁汤外洗

【配方】白头翁60克。

【制用法】水煎洗患处，每日1次。

【功效主治】用治头癣。

● 山豆根粉蛋清糊

【配方】山豆根粉30克。

【制用法】用蛋清调敷患处，每日2次。

【功效主治】用治头癣。

● 鲜桑葚糊

【配方】鲜桑葚子60克。

【制用法】去蒂捣成糊状，涂患处，每日1次。涂药前将头发剃净。

【功效主治】用治头癣。

● 煎花椒

【配方】花椒适量。

【制用法】用花生油煎花椒，去渣，候冷，敷患处。

【功效主治】杀虫治癣。用治头癣。

● 紫草麻油

【配方】紫草9克，芝麻油15毫升。

【制用法】先将芝麻油烧热，将紫草炸焦后，放冷，把头癣痂洗净，再将紫草麻油搽于患处，连搽数次。

【功效主治】凉血解毒。用治头癣。

● 紫荆皮药液

【配方】紫荆皮100克。

【制用法】将药打为粗末，加水煎煮30分钟，用药液浸泡患部30分钟。每日2次。连续浸泡3日可见效。

【功效主治】用治手癣。

● 皂刺花椒醋液

【配方】皂角刺30克，花椒25克，食醋250毫升。

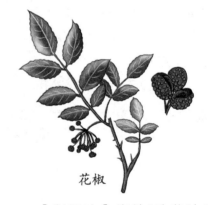

花椒

【制用法】将前2味药放入食醋内，浸泡24小时即成。外用泡手脚，每晚临睡前泡10～20分钟。

【功效主治】清热解毒，止痒。用治手足癣。

第七章

肿瘤科民间偏方

当今社会，很多人谈「癌」色变，可怕的癌症正在夺走越来越多的生命。许多癌症来袭时常是悄无声息的，如食管癌，最初让人吞咽食物有迟缓、滞留或轻微梗阻感，可自行消退，但数日后又可出现，反复发作，并逐渐加重，或在吞口水或吃东西时，总感觉胸骨有定位疼痛，因此一定要引起我们的高度重视，做到防病于未然。本章为你精心挑选一些治疗肿瘤科疾病的老偏方，助你远离癌魔，走向健康生活。

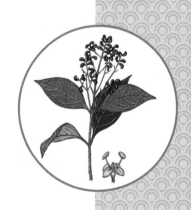

肝 癌

肝癌是发生于肝脏的一种恶性肿瘤，有原发性和继发性之分。原发性肝癌起源于肝的上皮或间叶组织，目前病因尚不清楚，考虑与慢性肝炎、化学致癌物、寄生虫病、营养因素、饮酒及遗传因素等有关。继发性肝癌多为全身多个器官起源的恶性肿瘤的转移，肿瘤可局限或弥散。本病早期症状不明显，缺乏特殊征象。临床表现可有上腹或肝区疼痛，上腹胀满或有肿块，胃纳减退，食欲不佳，体重减轻，发热，黄疸，肝掌，蜘蛛痣等。根据病史、症状、体征、肝功检查、甲胎蛋白检查、B超、CT、血清同工酶测定等有助于诊断。

● 口服云南白药

【配方】云南白药适量。

【制用法】口服云南白药每次1克，每日4次。

【功效主治】治疗时间应长一些，可使肝癌病情好转。

● 胡萝卜炒洋葱

【配方】胡萝卜、洋葱、猪油、醋各适量。

【制用法】将胡萝卜、洋葱洗净切成条，用猪油煎炒至七成熟，加醋及其他调料。每日佐餐食用。

【功效主治】防癌抗癌。用治肝癌等癌症的早期和恢复期，作为辅助食疗，并可防癌复发。

● 火硝明矾糊

【配方】火硝、明矾各9克，黄丹、麝香各3克，胡椒18克，醋适量。

【制用法】将前5味药共研为细末，和醋调匀成糊状。外敷于两足涌泉穴。

【功效主治】止痛。用治肝癌及各种癌症疼痛。

● 大黄皮硝糊

【配方】大黄、姜黄、黄柏、皮硝、芙蓉叶各50克，冰片、天南星、乳香、没药各20克，雄黄30克，天花粉10克。

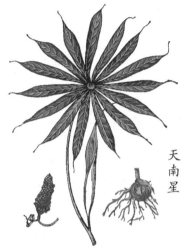

天南星

【制用法】诸药共为细末，水调成糊。敷患处，每日1次。

【功效主治】用治肝癌疼痛、上腹肿块。

● 黄芪海藻灌肠

【配方】黄芪30克，大黄10克，丹参15克，红花5克，海藻20克，蒲公英25克。

【制用法】上药水煎至250毫升，每日2次，保留灌肠。

【功效主治】用治晚期肝癌。

● 半莲汤

【配方】半枝莲、半边莲、薏苡仁各30克，玉簪根9克。

【制用法】水煎服。每日1剂。

【功效主治】清热解毒，化湿消肿。用治肝癌。

● 预知子石燕汤

【配方】预知子、石燕、马鞭草各30克。

【制用法】水煎服。每日1剂。

【功效主治】清热除痰，解毒散结。用治肝癌。

● 雄黄散

【配方】雄黄、朱砂、五倍子、山慈姑各等份。

【制用法】共研极细粉，每日2次，每次0.5~1克，温水冲服。

【功效主治】解毒化瘀，消瘀散结。用治肝癌。

● 鼠妇汤

【配方】干燥鼠妇60克。

【制用法】加水适量，水

煎2次，取药液混合后分4次服，每日1剂。

【功效主治】破血利水，解毒止痛。用治肝癌剧痛。

● 雄黄白矾糊

【配方】雄黄、白矾、青黛、皮硝、乳香、没药各60克，血竭30克，冰片10克。

【制用法】共为细末，猪胆汁、食醋各半调成糊状。外敷患处，日换1次。

【功效主治】用治肝癌、胰腺癌晚期疼痛。

● 菊花散

【配方】菊花60克，青黛、人工牛黄各12克，紫金锭6克。

【制用法】共为细末。每次冲服3克，日3次。

【功效主治】用治肝癌。

● 蟾蜍皮片

【配方】干燥的蟾蜍皮适量。

【制用法】研末，压片。每次0.5克。服4～6次。

【功效主治】用治肝癌。

● 山甲珠糊

【配方】山甲珠、蜈蚣各30克，制乳香、制没药、生天南星、白僵蚕、制半夏、朴硝各10克，红芽大戟20克，甘遂15克，蟾酥、麝香各2克，酌加少量铜绿、阿魏。

【制用法】共为细末，瓷瓶收贮。视肿块大小取药粉，调凡士林摊于纱布上，贴敷肿块部位，用胶布固定，每日1换。

【功效主治】软坚散结，止痛。用治肝癌。

● 党参黄芪汤

【配方】党参13克，炙黄芪15克，女贞子12克，夏枯草、水红花子、赤芍、莪术、广郁金各10克，白花蛇舌草、石见穿各30克，甘草6克。

【制用法】水煎服。

【功效主治】用治原发性肝癌。滋阴清热，补气舒肝，对于气阴两亏、肝郁气滞型的原发性肝癌有较好的疗效。

● 斑蝥鳖甲散

【配方】斑蝥1只，䗪虫、丹参各9克，龟板、鳖甲各15克，黄芪、六一散各30克。

【制用法】上药共研细末。每次服0.6克，每日2次。

【功效主治】用治肝癌。

肺 癌

肺癌又称支气管肺癌，是常见的肺部原发性恶性肿瘤。按其解剖部位，有中央型肺癌和周围型肺癌的不同；按其组织学分类，有小细胞癌和非小细胞癌两类，非小细胞癌包括鳞癌、腺癌、腺鳞癌、类癌。中医亦称该病为"肺癌"，其病因有内因与外因两方面，外因与感受外邪有关，内因与七情、饮食、肺脏本身病变等有关，为正虚邪实之证。

肺癌的主要症状是咳嗽、咯血或血痰、胸痛、发热、胸闷、气急，甚至全身疲乏、消瘦、贫血、食欲不振等。

● 三草清肺汤

【配方】鱼腥草（后下）、仙鹤草、猫爪草、七叶一枝花、山海螺各30克，天冬20克，葶苈子（包煎）12克，生半夏15克，浙贝母9克。

【制用法】水煎服。每日1剂。

【功效主治】清肺除痰，解毒散结。用治肺癌。

● 丹皮鱼腥草汤

【配方】牡丹皮、生地黄、丹参、王不留行、野菊花各12克，鱼腥草（后下）、蒲公英各30克，五味子9克，夏枯草、海带、石见穿各15克。

【制用法】先将上药加清水超出药面3厘米，浸泡3小时，搅拌几次，使清水被药物部分吸收，最后再加清水至超出药面3厘米，放火上煎煮40分钟，每剂煎2次。每日1剂，早晚各服1次。

【功效主治】用治肺癌。

● 北沙参半枝莲汤

【配方】北沙参、黄芩、浙贝母各12克，鱼腥草（后下）、半枝莲、炒谷芽、焦山楂、仙鹤草各30克，当归、制天南星、橘红各9克，蜈蚣3条。

【制用法】水煎服。每日1剂。

【功效主治】养阴清肺，健脾和胃，化痰抗癌。用治肺癌。

紫河车夏枯草汤

【配方】紫河车、栝楼、陈皮、薏苡仁、莪术各20克，夏枯草30克，山豆根、百合各15克。

【制用法】水煎服。每日1剂。

【功效主治】理气化痰，活血破瘀，有抑制原发性支气管肺癌病灶的作用，并可使绝大多数患者带癌生存时间延长。用治肺癌。

牡蛎鲜藕汤

【配方】生牡蛎（先煎）30克，西洋参9克，荷叶60克，新鲜藕节100克。

【制用法】水煎服。

【功效主治】用治肺癌疼痛。

黄芪白术汤

【配方】黄芪、茯苓各15克，清半夏、白术各10克，陈皮、党参各12克，炙甘草、当归、莱菔子各6克，焦三仙各20克，枳壳3克。

【制用法】水煎服。

【功效主治】补中益气、健脾和胃。用治肺癌术后，气短、疲乏、纳呆、少寐、舌淡苔薄白、脉沉细。

黄芪鳖甲汤

【配方】生黄芪40克，南沙参、白英各20克，天冬、麦冬各15克，石斛、盐知母、枇杷叶（包煎）各12克，百部、牛蒡子各10克，鳖甲、半枝莲各30克。

【制用法】水煎服。

【功效主治】用治咳嗽少痰、咽干音哑、双颧潮红、心烦、盗汗、乏力、纳呆。

大蒜艾叶汤

【配方】大蒜20瓣，木瓜、百部、陈皮、生姜、甘草各9克，艾叶18克。

【制用法】水煎服。每日1剂。

【功效主治】祛痰止咳，健胃止呕。用治肺癌咳嗽剧烈、胸疼气短、咳脓样痰者。

胃 癌

胃癌是常见的消化道肿瘤之一，其发病率及死亡率均较高。这种起源于胃黏膜上皮的恶性肿瘤，其病因及发病条件目前仍未明确，可能与过咸饮食、亚硝胺与黄曲霉毒素等致癌因素，以及慢性细菌感染、胃切除术后、某些胃部疾患(如胃溃疡、萎缩性胃炎、胃息肉、肠上皮化生)、恶性贫血、遗传因素等有关。中医将其归为"反胃""胃脘病""心腹痞"等范畴。本病早期可无症状，偶有食欲减退、嗳气或上腹部不适，易与胃溃疡相混淆，缺乏特征性表现。随着病程进展和进一步检查，可以出现上腹隐痛或钝痛，伴呕吐、食欲减退或消失、体重下降、疲乏无力、柏油样便等。晚期可见贫血、全身性浮肿。

● 核桃树枝煮鸡蛋

【配方】核桃树枝(约食指粗)30厘米长，鸡蛋2个。

【制用法】将核桃树枝截为8～9段，水煎好，去渣，用此水再煎煮鸡蛋2个。分2次将鸡蛋吃下，连续服用，直至病愈。吃鸡蛋后如不吐，继续服用就会有效。如吐则无效，应停服。

【功效主治】用治胃癌。

● 酸甜矿泉水

【配方】矿泉水50毫升，蜂蜜20克，醋30～40毫升。

【制用法】将其混合配制成饮料，每日饮用1次。

【功效主治】抗癌。用治胃癌。

● 生黄芪生梨根汤

【配方】生黄芪、薏苡仁、煅瓦楞子、云茯苓、女贞子各20克，喜树果、白花蛇舌草各30克，白术、枳壳、赤芍、白芍各10克，生梨根60克，焦楂、神曲、七叶一枝花各15克，白英40克，枸杞子12克。

【制用法】水煎服。每日1剂。

【功效主治】扶正消癥。用治胃癌术后不能化疗者，可长期服用。

● 党参仙鹤草汤

【配方】党参、七叶一枝花各15克，生白术10克，仙鹤草、生薏苡仁、白花蛇舌草、白英各30克，石见穿18克，炙甘草5克。

【制用法】水煎服。每日1剂。

【功效主治】益气健脾，消癥散结。用治胃癌。

● 鲜菱角汤

【配方】鲜菱角30个。

【制用法】加水适量，大火煎成浓汤。饮服。每日1剂，分次服用。

【功效主治】健脾益胃，抗癌。用治胃癌、子宫颈癌、乳腺癌、食管癌。

● 川乌白茅根糖

【配方】制川乌（先煎）3克，姜半夏、枳壳、丹参、党参各9克，煅代赭石（先煎）15

克，半枝莲、白茅根各30克，鸡内金12克，巴豆霜0.15克。

【制用法】浓煎取汁，加白糖60克，制成糖浆200毫升，装瓶备用，每日3次，每次20毫升。

【功效主治】下气散结，化痰降逆，解毒祛瘀，健脾和胃。用治胃癌。

● 蟹蛇散

【配方】螃蟹、乌蛇、鹿角霜各60克。

【制用法】将上3味药晒干研细末。每次5克，1日3次，开水冲服。

【功效主治】破瘀消积，通络止痛。用治胃癌疼痛。

● 醋熘黄豆芽

【配方】黄豆芽50克，醋适量。

【制用法】将黄豆芽洗净，用醋熘至熟。佐餐食用。

【功效主治】解毒散瘀。用治胃癌患者化疗期间不良反应。

● 生赭石汤

【配方】生代赭石（先煎）、枳壳、柿蒂各30克，清半夏、炒白术、砂仁（后下）各12克，沉香6克，党参15克，丁香8克，陈皮10克。

【制用法】水煎服。

【功效主治】镇逆止呃，健脾和胃。用治胃贲门癌伴呃逆。

龙葵白英汤

【配方】龙葵、白英各50克，蛇果草、石打穿各25克。

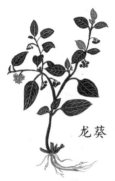

龙葵

【制用法】水煎服。每日1剂，分早晚2次服。

【功效主治】用治胃癌。

金银花汤

【配方】金银花100克，甘草15克，半枝莲18克，绿茶10克。

【制用法】水煎服。

【功效主治】清热解毒。用治胃癌患者胃脘灼痛、口干溲黄。

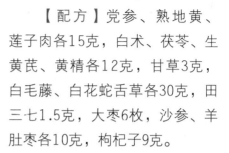

党参白术汤

【配方】党参、熟地黄、莲子肉各15克，白术、茯苓、生黄芪、黄精各12克，甘草3克，白毛藤、白花蛇舌草各30克，田三七1.5克，大枣6枚，沙参、羊肚枣各10克，枸杞子9克。

【制用法】水煎服。每日1剂。

【功效主治】益气养阴，化瘀解毒。属胃癌良方。

莼菜汤

【配方】莼菜叶50克。

【制用法】洗净切片，水煎内服，隔2小时服1次，每次服50毫升。

【功效主治】用治胃癌、食管癌等。

灵芝蜜酒

【配方】灵芝50克，蜂蜜100克，白酒1000毫升。

【制用法】灵芝、蜂蜜一同浸泡于酒中，密封20日后饮用。每日服2次，每次15毫升。

【功效主治】用治胃癌。

肠 癌

　　肠癌，一般指大肠癌，大肠癌是发生于直肠和结肠的恶性肿瘤。其临床症状因肿瘤的类型及部位而不同，除腹部不适及腹痛外，右侧结肠癌以全身症状、贫血及腹部肿块为主症；左侧结肠癌则以肠腔梗阻、排便紊乱为显著症状；直肠癌则以排便习惯改变、粪便带血为突出表现。肠癌在中医属于癥瘕、肠风便血等范畴，其病机可能与过食肥甘、霉变食物有关，或因大肠慢性病日久恶变而成。

● 白蚁酒

　　【配方】白蚁100克，低度高粱酒500毫升。

　　【制用法】将白蚁洗净晾干，浸酒中密封2个月后饮酒。每日饮2～3次，每次15～20毫升。

　　【功效主治】用治直肠癌、乳腺癌、子宫癌。

● 海藻水蛭散

　　【配方】海藻30克，水蛭6克。

　　【制用法】将2药分别用微火焙干，研细混合，每次3克，每日2次，黄酒冲服。

　　【功效主治】破瘀散结。用治直肠癌。

● 茄子酒

　　【配方】紫茄子1个，白酒1000毫升。

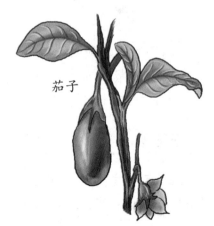

茄子

　　【制用法】茄子洗净，用湿纸包裹，在柴炭火余灰中煨熟，取出剥去纸，将茄子捣烂浸白酒中，密封3昼夜，过滤掉茄子。每日于饭前饮酒15毫升。

【功效主治】用治肠癌便血。

● 灵芝炖牛肉
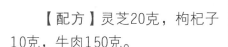

【配方】灵芝20克，枸杞子10克，牛肉150克。

【制用法】将上述药物和食材分别洗净后，同放于砂锅中，注入清水400毫升，烧开后，撇去浮沫，加入姜片，炖至酥烂，下大蒜、精盐、味精，淋麻油，调匀。分1～2次趁热食牛肉喝汤。

【功效主治】用治肠癌。

● 山药白术汤

【配方】怀山药、炒白术、党参、广木香、炒枳壳、炙鸡内金、青皮、陈皮、焦建曲各30克。

【制用法】水煎服。每日1剂。

【功效主治】健脾和胃。用治直肠癌。

● 红藤活血汤

【配方】红藤15克，半枝莲30克，木槿花、苦参、草河车、白头翁各9克。

【制用法】水煎服。每日1剂。

【功效主治】清热解毒，利湿活血。用治大肠癌。

● 石见穿消瘤汤

【配方】石见穿、地榆、党参、茯苓、生薏苡仁、七叶一枝花、苦参、昆布、天龙各30克。

【制用法】水煎服。每日1剂。

【功效主治】软坚消瘤，健脾化湿。用治直肠癌。

● 白头翁双花汁

【配方】白头翁50克，金银花、木槿花各30克。

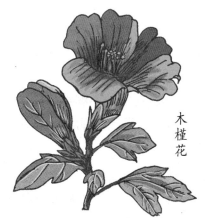

木槿花

【制用法】煎浓汁200毫升，加白糖30克，温服，每日3次。

【功效主治】用治大肠癌。

食管癌

食管癌是发生在食管上皮组织的一种恶性肿瘤。多见于中年以后的男性。病因不明，可能与长期进食含有亚硝胺类化合物的食物有关。早期症状为吞咽不畅，好像有东西梗塞胸口，胸前作痛，咽部有异物感或进食后胸颈一带哽噎不适，逐渐发展为咽下困难，仅能稍进流质性食物，逐渐消瘦。临床主要通过X线造影和食管脱落细胞检查，必要时做食管镜检查和活体组织检查来确诊。绝大多数的食管癌为鳞状细胞癌，少数见于食管下端者为腺癌。治疗时应根据不同情况，选用手术、放疗、化疗、中草药疗法等。

● 六神丸

【配方】六神丸10～15粒。

【制用法】空腹温开水送服，每日4次。7日为1个疗程。连用4个疗程。

【功效主治】解毒散结。用治食管癌。可改善病情，使肿瘤有所缩小。

● 鲜韭汁

【配方】鲜韭菜叶1000克。

【制用法】捣烂绞汁。每日服3次，每次100毫升。

【功效主治】用治食管癌食滞难咽及瘀血型慢性胃炎。

● 蒲公英汤

【配方】蒲公英根30克。

【制用法】加水煎，去渣，徐徐服下。

【功效主治】用治食管贲门癌。

● 党参代赭石汤

【配方】党参30克，清半夏20克，细辛3克，干姜、甘草各6克，五味子10克，旋覆花（包煎）、大黄各12克，代赭石（先煎）25克。

【制用法】水煎服。

【功效主治】用治食管癌。

【备注】本方治食管癌可明

显改善症状，减轻患者痛苦，延长生命。

● 威灵仙汤

【配方】威灵仙、白蜜各30克，山慈姑10克。

【制用法】水煎3次，每煎分2次服。每4小时服1次，1日服完。连服7日。

【功效主治】用治食管癌、胃癌噎膈、反胃。

● 凤仙花酒丸

【配方】凤仙花120克。

【制用法】酒浸3昼夜，晒干研细末，酒和为丸如绿豆大，每次服8丸，温酒送下。

【功效主治】用治食管癌噎膈。

● 麝香牛黄丸

【配方】麝香、牛黄、冰片、珍珠、蟾酥、雄黄各等份。

【制用法】共研末，制成芝麻大小的丸。早、中、晚、深夜各服1次，每次15丸，口中频频含服。同时用醋或酒调，外敷癌肿局部，日换1次。

【功效主治】用治食管癌、鼻咽癌、肺癌、胃癌。

● 三七蜜丸

【配方】三七、桃仁各30克，碘化钾15克，百部21克，硼砂18克，甘草12克。

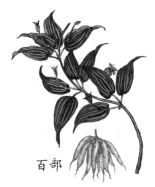

百部

【制用法】将上药研成细末，炼蜜为丸，每丸重9克，每日早晚各服1丸。

【功效主治】用治食管癌。

宫颈癌

宫颈癌是女性生殖器官最常见的恶性肿瘤，病理上有鳞癌、腺癌和腺鳞癌3种类型。临床以阴道分泌物增多、出血、疼痛为主要特征。本病中医归属于"癥瘕"范畴，其病机可能为早婚、早育、慢性宫颈疾病、病毒感染等导致胞脉及冲任脉等部位气滞血瘀或痰湿阻滞，而使腹中结块日久恶变而成。

蜈蚣海藻汤

【配方】蜈蚣3条，全蝎6克，昆布、海藻、当归、续断、半枝莲、白花蛇舌草各24克，白芍、香附、茯苓各15克，柴胡9克。

【制用法】水煎服。每日1剂。

【功效主治】消胀祛痛，活血止带。用治宫颈癌。

莪术三棱汤

【配方】醋制莪术、醋制三棱各15克。

【制用法】将2味药加水300毫升，煎成200毫升，去渣取汁。每日服1剂，早饭前、晚饭后各服100毫升。

【功效主治】抗癌。用治宫颈癌。

鱼鳞胶

【配方】鲫鱼鳞、鲤鱼鳞、黄酒各适量。

【制用法】将两种鱼鳞稍加水，用文火熬成鱼鳞胶。每次服30克，温黄酒兑水化服。

【功效主治】用治宫颈癌、乳腺癌、血友病。

土茯苓苦参汤

【配方】土茯苓、苦参、白花蛇舌草各30克，贯众、地榆、薏苡仁、生黄芪、女贞子、白茅根、昆布、海藻各20克，川牛膝、枸杞子、莪术、当归、七叶一枝花、山慈姑各15克，栀子、黄柏、枳壳各10克。

【制用法】水煎服。每日1剂。

【功效主治】消瘀软坚散结。用治晚期宫颈癌及其术后、放疗后局部复发转移者。

白花蛇舌草汤

【配方】丹参、黄芪各15克，海螵蛸粉、南沙参、紫花地丁、蒲公英、楮实子、制龟板、阿胶(烊化分冲)各30克，粉甘草、制白蔹、制乳香、皂角刺各10克，白花蛇舌草、蜂蜜各60克。

【制用法】除阿胶和蜂蜜外，余药加水1800毫升煎至600毫升，去渣，加蜂蜜，入阿胶（烊化），分2日6次服，以30剂为1个疗程。

【功效主治】败毒去腐，托里排脓，养血滋阴，抗癌。用治宫颈癌。

乌头醋糊外敷

【配方】乌头30克，醋适量。

【制用法】乌头研细末，用醋调成糊状，敷于两足涌泉穴。

【功效主治】温经止痛。用治宫颈癌腹痛者。

酸石榴汁

【配方】酸石榴半个。

【制用法】捣汁，顿服。每日服2次，连服7～10日。

【功效主治】用治宫颈癌阴道出血、心烦口渴。

当归阿胶汤

【配方】全当归、阿胶珠各30克，冬瓜仁、红花各24克。

【制用法】水煎服，每日1剂。

【功效主治】活血止血，散瘀消肿。用治老年妇女宫颈癌。

杜仲白茅根汤

【配方】杜仲、川芎、山茱萸、龟板胶、煅龙骨、煅牡蛎、炒蒲黄、五灵脂（包煎）、焦山栀、酒黄芩、焦地榆各10克，棕榈炭、酒杭芍各12克，白茅根、白鸡冠花各15克，升麻、三七(冲)各3克，木通、炙甘草各6克。

【制用法】水煎服。每日1剂。

【功效主治】用治宫颈癌出血不止。

膀胱癌

膀胱癌是指发生在膀胱黏膜上的恶性肿瘤，多发生于膀胱底部或侧壁，主症为尿血、尿频，以致血块堵塞，剧痛难忍。此症多见于40～60岁的中老年人，男性多于女性，病因不明。此病初起时小便血尿轻微，间歇性，多发生于小便终了时，以后病情加重，血量增加，或成全血尿。用膀胱造影、膀胱镜、超声显像有助于诊断。

● 无花果汤

【配方】无花果30克，木通10克。

【制用法】水煎服。每日1剂。

【功效主治】解毒利湿。用治膀胱癌。

● 元胡荽瞿麦汁

【配方】元胡荽、瞿麦、萹蓄各12克。

【制用法】捣烂取汁兑白糖服，每日1剂。

【功效主治】止痛止血。用治膀胱癌尿血、疼痛。

● 千金藤汤

【配方】千金藤(鲜品每次

25克)干品10克，车前子(包煎)15克。

【制用法】水煎服。每日2次。

【功效主治】清热解毒。用治膀胱癌。

● 木通甘草汤

【配方】木通、牛膝、生地黄、天冬、麦冬、五味子、黄柏、甘草各3克。

【制用法】水煎服。每日1剂。

【功效主治】清热利湿止血。用治膀胱癌尿血。

● 石苇茯苓汤

【配方】石苇25克，赤茯苓、冰糖各30克，绿茶3克。

【制用法】前2味药以水500

毫升煎5分钟，再入后2味药浸泡3分钟，每日分2次服。

【功效主治】用治膀胱癌尿频、血尿、舌质红、苔黄、脉沉数者，有清热解毒、利湿通淋之功，可缓解病情并巩固疗效。

蛇莓白英汤

【配方】白花蛇舌草、蛇莓、蛇六谷、土茯苓、龙葵、白英、土大黄各30克。

【制用法】水煎服。每日1剂。

【功效主治】清热解毒，利湿消肿。用治膀胱癌尿血。

七叶一枝花汤

【配方】生地黄、知母、黄柏、蒲黄炭、大蓟、小蓟各12克，木馒头15克，半枝莲、蒲公英、车前子（包煎）各30克，七叶一枝花39克。

【制用法】水煎服。每日1剂。

【功效主治】滋阴清热，解毒止血。用治膀胱癌。

知柏生地汤

【配方】知母、大蓟、小蓟、蒲黄炭、泽泻、金银花各9克，黄柏6克，生地黄12克，山茱萸3克，琥珀末(吞服)1.5克。

【制用法】水煎服。每日1剂。

【功效主治】滋阴解毒，清热利湿。用治膀胱癌。

苦参败酱草汤

【配方】苦参、赤芍、延胡索、炮穿山甲各15克，威灵仙、猪苓、王不留行、小蓟、败酱草各30克。

【制用法】水煎服。

【功效主治】用治湿热下注所致尿痛、血尿、尿频、口苦咽干、脉洪大、苔黄腻之膀胱癌。

乳腺癌

乳腺癌是多发于绝经期前后妇女乳腺部位的恶性肿瘤，尤以独身、婚后未生育及生育后未哺乳者较多见，也可由乳房的良性病变转化而成。临床以乳房部结块，质地坚硬、高低不平，病久肿块溃烂、脓血污秽恶臭、疼痛日增为主要表现。中医称本病为"乳岩"，其病机主要因情志内伤、冲任失调、气滞痰瘀互结而成。

板子蟹壳散

【配方】板子蟹壳适量。

【制用法】将蟹壳焙焦研末。每次6克，1日2次，黄酒冲服，不可间断。孕妇忌用。

【功效主治】清热解毒，破瘀消积，通络止痛。用治乳腺癌。

蜂房汤

【配方】露蜂房12克，水线草30克，穿山甲15克。

【制用法】水煎服。每日1剂。

【功效主治】用治乳腺癌。

石花菜海带汤

【配方】石花菜、海带、海藻各15克。

【制用法】将上药加水煎煮，煎2次，2次药汁混合。每日1剂，分2次服。

【功效主治】清热解毒，化痰散结。用治乳腺癌。

土牛膝叶汤

【配方】土牛膝叶7片，黄酒120毫升。

【制用法】用黄酒炖土牛膝叶，取汁服，并将药渣贴患部。

【功效主治】用治乳房结块。

海马蜈蚣散

【配方】大海马1只，蜈蚣6只，炮山甲45克。

【制用法】将上药焙干研细末。每次1克，每日3次，黄酒冲服。

【功效主治】散结消肿，通络活血。用治乳腺癌。

龙葵蛇果草汤

【配方】龙葵、白英、蒲公英各50克，蛇果草25克。

【制用法】每日1剂，水煎，分早晚2次服。

【功效主治】用治乳腺癌。

槐花散

【配方】槐花90克。

【制用法】将槐花炒黄，研末。每日2次，每次9克，用黄酒50毫升送服，连服10日为1个疗程。

【功效主治】用治乳腺癌硬结未溃。

香砂六君子汤

【配方】广木香、砂仁（后下）各5克，清半夏、陈皮、茯苓、白术各10克，生牡蛎（先煎）、夏枯草各15克，党参、生薏苡仁各30克。

【制用法】水煎服。

【功效主治】健脾化痰，软坚散结。用治乳腺癌。

山甲蚕鳖汤

【配方】金银花30克，山甲珠、白僵蚕各9克，木鳖子（整个用）、大枫子（整个用）各3个。

【制用法】用烧酒500毫升，分2次煎上药，煎液合并顿服。

【功效主治】用治乳腺癌。